かくれ躁《そう》うつ病が増えている

なかなか治らない心の病気

［共著］
岩橋和彦 麻布大学健康管理センター長
榎本　稔 榎本クリニック理事長
深間内文彦 榎本クリニック院長

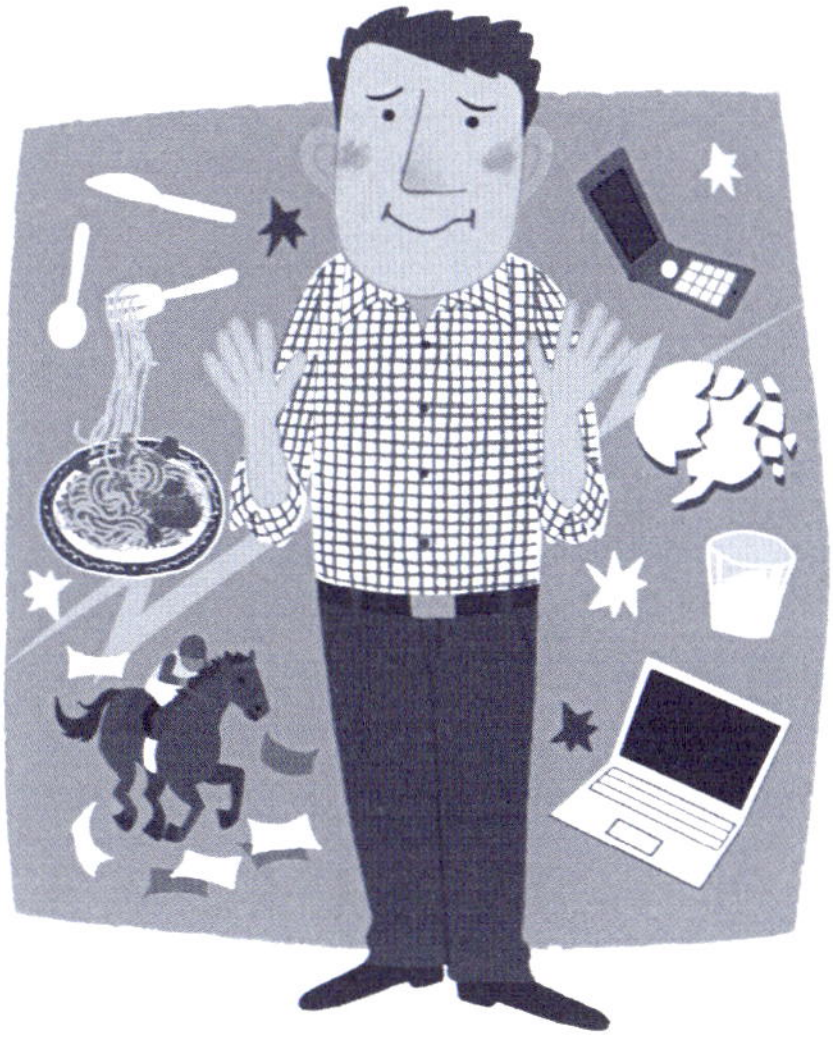

法研

はじめに

最近、ニュースなどでよく耳にする「自殺」、「薬物乱用」、「うつ病」といった言葉は、長年精神科に携《たずさ》わる医師としては、残念ながら昔からよく聞く言葉です。しかし自殺者の数はこの10年間増え続け、年間3万人を超えています。これは異常な事態です。

かつて、日本人の3大死因は「がん」、「心筋梗塞」、「脳卒中」でしたが、これらと同様に自殺者が目立つようになり、国もようやく自殺予防について対策を講じはじめました。ところが自殺者については、今のところ一向《いっこう》に予防効果があがっていないように思えます。中高年の自殺が問題視されている一方で、若い人の自殺の増加も深刻な問題です（20～30代の死因第1位は自殺です）。なぜこのように自殺者が増えつづけるのでしょうか？

自殺には、多くの場合「うつ病（うつ病性障害）」や「躁うつ病（双極性障害）」といった、「気分（感情）障害」と呼ばれる精神的な病気が背景にあると、私は考えます。「自殺の背景にうつ病がある」ということは、世間でもだいぶ認知されてきましたが、うつ病を患《わずら》った人だけでなく、多くの自殺者のなかには気分障害を患っている人がいると思われるのです。いいかえると「自殺の背景には気分障害がある」ということです。

この気分障害を、未治療のまま放置していたり、うつ病として治療を続け、なかなかうまく治らず遷延化《せんえんか》してしまった結果、自殺にいきついてしまうのではないかと思われるのです。

本書は、タイトルにもあるような「かくれ躁うつ病」（うつ病として治療を受けてしまった躁うつ病患者さんや、病気とは気づかずに未治療のまま放置されている躁うつ病を疑われる方）の人と、その周囲の方々に向けて執筆しました。

いささか話が飛ぶように思われるかもしれませんが、この本をお読みくださる方々に、前もってカミングアウトしておかねばならないと思い、ここで思い切って告白します。

実は私自身「躁うつ病（双極Ⅱ型障害）」なのです。幸いにして今現在は、自殺を考えるほどのうつ状態でもなく、かといって、なにをやっても楽しいといった躁状態でもなく、ニュートラルな状態でこの本を書いています。

最近、あるきっかけから自分が躁うつ病であることに気づいたとき、正直ショックでした。自分が病気であることを認め、受け入れるまでに多少時間がかかりました。まさか自分が精神に病をもっているとは！（いや、精神科医の多くはもともと精神になんらかの障害があり、それによって精神現象に興味を抱いて精神科医になるのかもしれませんが……）

このような私が、現在うつや躁の症状で苦しんでいる患者さん、病気であることに気がつかず、なぜ生きることがこんなにつらくて苦しいのかわからずにもがき苦しんでいる人、またその患者さんに振り回されているご家族や周囲の方々に、この病気の実態を知ってもらいたいと思い、この本を執筆することにしました。

これまでの私は、医師として患者さんを診《み》る立場でしたが、現在は同じ患者さんの立場です。精神科医としての長年の知識や経験を加味して、なんとかこの心の病に勇気をもって立ち向かい、病気と付き合っていってほしいと、心から願っています。

もうひとつ、執筆にあたり申し述べたいことがあります。私は自分が躁うつ病であることを疑って『問題は、躁なんです』（春日武彦、光文社）、『「うつ」かもしれない』（磯部潮、光文社）、『双極性障害』（加藤忠史、筑摩書房）など、一般の患者さん向けの本を読みあさりました。そのときの私の気分はまさに、精神科医ではなく、1人の患者でした。自分の病状を納得させてくれる意見を求めて、わらにもすがる思いでした。そしてこれらの名著は、十分に私を納得させてくれましたし、救ってくれました。

このように自分が救われたことによって、今度は私が、まだご自分の病気に気がついていない方や、そのような患者さんの対応に困っている家族や周囲の人のために、患者であり精神科医の立場から、一般の方にわかりやすい表現で本を書いてみようと思った次第です。

本書の構成は次のとおりです。

第1章では気分障害の、とくに躁うつ病のあらましと、発病頻度や遺伝について、第2章では躁うつ病の診断されにくい、気づきにくい躁症状の診断に有用な症状の説明と自己診断チャートを示し、治療法について述べています。第3章は、なぜ今うつ病や躁うつ病が増えてきているのかという社会背景について述べ、第4章は躁うつ病の治療はうつ病の治療法とは根本的に違うことを説明し、間違った治療を受けて病状が悪化しないように注意を喚起しています。第1～4章までは、私が執筆いたしました。

第5章は、私がひそかにカリスマ精神科医と思っている榎本クリニック理事長榎本稔先生に、現代社会を反映した「社会文化的うつ病」と「依存症（アディクション）」について述べていただきました。

第6章は心の病の治療現場から、多様化するうつ病について、第7章は心の病の患者さんの復職支援（リワーク）プログラムとそこから見えてくるものについて、第8章はうつや躁うつ病の患者さんへの周囲の対応について、よくテレビや雑誌でお見かけする榎本クリニック院長深間内文彦先生にご説明いただきます。

本書でおもに取り上げる、気分障害のひとつである「躁うつ病」は、遺伝しやすい病気です。本人にはなんの責任もなく、不運にも発病してしまうものなのです。しかし、このような病気になったことを不運だと嘆くばかりでは、誰も救われません。患者さんやそのご家族、周囲の人々が、この病気に対する知識や対処法を知り、病気に立ち向かう勇気、病気と共存して生きていくという、覚悟と心の余裕を持つことができれば、病気によって引き起こされるさまざまな不幸な出来事を、なんとか回避することが可能なのです。

これは、心の病を患った患者さんに限らず、先行き不透明な現代社会に生きる私たちが、どのように生きたらいいのか、生きるうえでの落としどころを見つけるということにもつながっていきます。

現代社会は生きにくい社会であり、まさに「生きていること自体が体に悪い」というようなおかしな状況です。そんな状況で、なんとかがんばって生きている皆さんに、本書が一服の心の清涼剤となることを願っております。

平成22年6月　岩橋　和彦

〈目次〉

第4章 躁うつ病と診断されたら
——正しい治療を受けないと悪化する場合も——

第5章　社会文化的（新型）うつ病と依存症（アディクション）は同根の病気

装丁　松本　桂
装画　浅羽壮一郎
編集協力　(有)じてん社
本文デザイン　(株)セイビ

第1章

「うつ病」が治らない時代？

――難治性の「うつ病」、「躁うつ病」が増えている――

麻布大学 健康管理センター長 岩橋 和彦

1 国内に100万人いる気分（感情）障害という病気

私がこの本でおもに扱おうとしているのは、「躁うつ病（双極性障害）」という病気です。「うつ病」、「躁病」、「躁うつ病」といった心の病気についてご存知の方も多いかと思います。これらを総称して、「気分（感情）障害」と呼んでいます。現在、気分障害の患者さんは日本国内で100万人いるといわれています。躁うつ病はその気分障害のうちのひとつで、「双極性障害」とも呼ばれています。

●うつ病、躁病、躁うつ病の診断について

みなさんは「うつ状態」、「うつ病」、「躁状態」、「躁病」、という言葉をご存知ですか？

「うつ病」とは深刻なうつ状態が数週間以上続く病気で、「躁病」は気分が高揚する躁状態が数週間以上続く病気です。両者はそれぞれ、「うつ病」は「うつ」のみ、「躁病」は「躁」のみの単極の症状があらわれる病気です。それに対して「躁うつ病」は「躁」と「うつ」の両方の病相が、交互に見られます（図1）。まずはじめに、このことをよくご理解いただきたいと思います。

というのは、この「躁うつ病」は病名に「うつ」という言葉が入っているので、うつ病と似た病気だと思われる方も多いと思いますが、本質はまったく違う病気だからです。治療者が、躁うつ病の患者さんを「うつ病」と診断し、治療法を間違えると、その患者さんの病状はかえって悪化する可能性が高いです。というのも、うつ病に用いる抗うつ薬は、躁うつ病には効かないからです。むしろ、病気を悪い状態で遷延化させてしまいます。

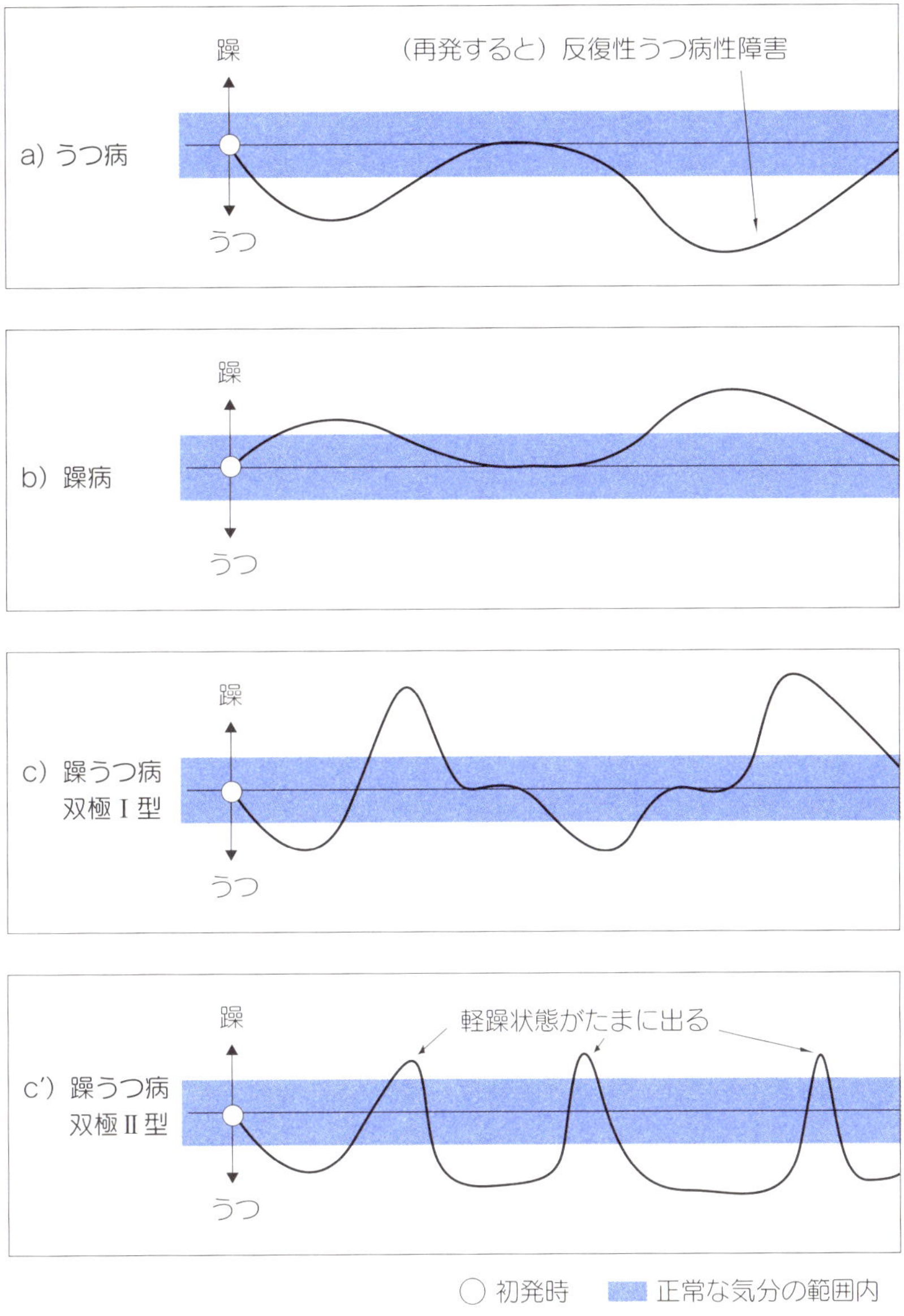

図１．うつ病（単極）、躁病（単極）、躁うつ病（双極）の病相

現在心の病は、米国精神医学会が制定している「精神疾患の診断・統計マニュアル」（最新版は第四版改訂版のＤＳＭ–Ⅳ–ＴＲ、以下ＤＳＭ–Ⅳと記述）に基づいて、診断されることが多くなっています。これは世界各国共通の臨床研究用の基準で、共通言語として使われています。一方、国内の精神科病院や精神科・心療内科クリニックで、カルテや障害者手帳の申請書などに書かれる病名・診断名は、ＷＨＯ（世界保健機関）が作った国際疾病分類第10版（略称ＩＣＤ–10）に基づくものが一般的です。

いずれにしても、患者さんにとってはこれらの診断基準で使われる病名はわかりにくいものですね。やはりうつ状態だけであって症状が重ければ「うつ病」、躁状態だけなら「躁病」、両方の症状があれば「躁うつ病」と、そのまま呼ぶのが一番わかりやすいでしょう。

これらの診断基準は治療方針を決めるうえで、便利なマニュアルであることは確かです。そのためＤＳＭ–ⅣやＩＣＤ–10などのガイドライン（診断の指針）は、学術的に万国共通言語として、医師の診断のみならず、患者さんの自己診断にも使われるようです。とくにＤＳＭ–Ⅵでは、診断方法が比較的簡単だからです（表1）。

次の章で詳しく述べますが、この短絡的な診断のマニュアル化が、本当は躁うつ病なのにうつ病と誤診し、そのまま治療を続けてしまう原因の一つと考えられます。さしあたり、この表1を見て自分がＤＳＭ–Ⅳによる「うつ病」に当たるかどうか〝診断〟してみてください（第2章を読んで、その診断が変更されるかもしれませんが……）。

表１．DSM-Ⅳによるうつ病エピソード診断

① ほとんど毎日１日中気分が沈む（落ち込む）
② これまで楽しいと思っていたことが楽しくなくなり、無気力でなにに対しても興味がわかなくなった
③ 食欲がなく体重が落ちた
④ よく眠れない（寝つきが悪い、早朝に目がさめる）
⑤ イライラしたり落ち着きがなくなる
⑥ 疲れやすく体がだるい
⑦ 自分をダメ人間だと責めてしまう
⑧ 集中力、思考力が低下する（なにも決められない、今までなら数分でテキパキとできていたことが何十分、何時間もかかる）
⑨ 何度も自殺を考える

＊このうち①か②のどちらかがあり、かつ、①～⑨のうち５つ以上が２週間以上続く場合、うつ病と診断される。

（DSM-Ⅳ-TR 大うつ病エピソードより一部改変）

自己診断の結果はいかがだったでしょうか？　落ち込んでいるときや元気のないとき、これらの項目がいくつか当てはまったのではないでしょうか？　これらの項目がたくさん当てはまったからといって、即「自分はうつ病かもしれない……」と心配する必要はありません。誰だって、一時的にこのような状態になることは、人生のうち一度や二度はあると思います。

診断書の表記について

ところで、少し話がそれるようですが、「自律神経失調症状」という言葉をご存知ですか？

これはほとんどの場合、「うつ病」か「躁うつ病」の「状態名」のことです。患者さんが、仕事や学校を休むために、職場や学校に提出する診断書に、復帰した後で偏見《へんけん》をもたれないように、「傷病名」ではなく「状態名」や「症状名」を診断書に書く

ことがあります。実際、うつ病や躁うつ病のうつ状態では、抑うつ気分に加えて「不眠」、「食欲不振」、「全身倦怠感《けんたいかん》」などの自律神経症状がひどくなりますから、「自律神経失調症状」と診断書を書いてもいいわけです（もちろん本当に「うつ」なのだから、「うつ状態」、「うつ病」と書いてもいいのですが、ひと昔前ですと、心の病気は周囲の偏見や風当たりがかなり強かったので、治療者も気を配っていました）。

　これは患者さんのありのままの症状を書いているだけなのであって、決してウソを書いているわけではありません。診断書を病名ではなく状態名で書くことは、公文書偽造ではないのです。ですから診断書を書いてもらう際には、遠慮なく「傷病名」、「症状名」のどちらで書いてもらうか、ご自身の都合のいい方を主治医に話すといいと思います。

　少し話がそれましたが、問題は、「病名」か「状態名」かではなく、本当に「うつ病」なのか、あるいは「躁うつ病」なのか、です。

〝こころの風邪〟ではすまされない　うつ病・躁うつ病の怖さ

　現在うつは、日本中に蔓延《まんえん》しています。以前は精神科外来の患者さんの半分くらいは統合失調症の患者さんでした。そしてその次に、不安障害やうつ病、躁うつ病、てんかんの患者さん……といった割合でしたが、最近はまずうつ状態を主訴とし、それに加えて不眠や体調不良などさまざまな症状を訴える患者さんが多いように思います。また、若い層では、うつに加えてリストカットと拒食、過食、食べ吐きといった摂食障害の訴えが多いです。

　うつが蔓延していること、「早期発見・早期治療をすれば、うつは治る」という啓蒙キャンペーンのせいからか〝うつはこころの風邪〟などと軽く表現されることがあります。冗談じゃない！　こういうことをいわれると、うつを患《わずら》った人は違和感を覚えるでしょう。実際、うつ病や躁うつ病のうつとは、そんな生やさしいものではないのです。

たしかに、軽度のうつ状態は誰でも陥ることがあるでしょう。人生のなかで悲しいライフイベントがその引き金となり得るし、極端な話、ひどい下痢をしたり、インフルエンザにかかって高熱で3～4日寝込んだだけでも、誰でも気分は落ち込みます。ましてや失恋、落第、失業、可愛がっていたペットの死（ペットロス）といったさまざまな悲しい出来事が起こると、1週間くらいひどく気分が落ち込むことは誰にでもあります。いや、ないほうがおかしいでしょう。しかしながら、うつ病や躁うつ病のうつ症状はそういった次元をはるかに超えたつらさです。

先に述べたDSM-ⅣやICD-10では、うつの状態が最短でも2週間以上続くものを「うつ病」とする旨が書かれていますが、私が思うに、そのうつ状態も日常生活に支障をきたすほど、程度の重いうつ状態を、うつ病や躁うつ病の「うつ状態」だというべきだと考えます。

深刻なうつの場合、次のような症状があげられます。

- 朝起きられない
- 仕事、学校に行けない
- なにもやる気が起こらない
- 以前は楽しかった趣味も、今は全然楽しくないし、やろうとも思わない
- 死んでしまいたい（死ぬ具体的な方法まで考えている）
- 判断力や集中力が鈍り、今までならテキパキと数分でできたことが何十分、何時間もかかってしまう
- 視野が狭くなり、問題解決のための選択肢が極端に少なくなる
- 家族や周囲の人が好意的にいっていることも、皮肉や自分への非難に聞こえる（認知機能の歪み）

重いうつ状態では、今の自分の状態が「単なる気分の落ち込み」なのか「深刻なうつ」なのか、判断できない場合も往々にしてあると思います。このような状態だと、思考回路がマイナス思考に傾き、柔軟な思考や極端な思い込みを修復する思考回路が機能せず、その結果「私はもうだめだ！」と短絡的に死を選ぶことにつながってしまいます。

また自殺は、うつ病の典型的な症状である「不《ふ》安焦燥感《あんしょうそうかん》（不安や焦りが強く苦悶する）」や「激《げき》越性《えつせい》（苦悶が強い興奮状態）」、あるいは躁症状である「衝動性（ブレーキが利かず拙速《せっそく》に行動してしまう）」が強いときに、もっとも起きやすいと考えられます。

そして躁うつ病では、躁状態とうつ状態が入り混じった「混合状態」のとき、情緒不安定になり、自殺の危険性が増します。このように深刻なうつは、単なる〝こころの風邪〟と呼ばれるようなものではすまされません。また後ほど詳しく述べますが、躁うつ病の症状に抗うつ薬は効きませんし、抗不安薬もかえって症状を不安定にします。

●周りから理解されにくい躁状態

躁うつ病も、初発症状はうつからはじまることが多いのですが、やがて躁病期がやってきます（図1）。躁症状の特徴として、「不機嫌な高揚感《こうようかん》」というものがあります。これはみなさんあまりご存じないかもしれませんし、初めてお聞きになる方はわかりにくいかもしれません。躁状態とは、決して「ハッピーな状態」とは限らないのです。

いや、あえていうなら躁状態は「不機嫌な、絶えず心のなかでなにか突き上げるような、じっとしていられない苦しい高揚感」を伴うことのほうが多いかもしれません。これは躁状態になったことがないと、なかなか理解してもらえないかもしれません。躁は躁で、本人は大変つらいものなのです。

まず、躁状態になった不機嫌な高揚感をもった患者さんの行動は、周りの人にまったく理解されません。もともと発病する前の患者さんは、人の良い社交的な性格の人が多く、周囲の人から好かれている場合が多いようです。そんな人が突然、人が変わったかのように些細《ささい》なことで急に怒り出したり、不機嫌でイライラしはじめるからです。

躁うつ病の患者さんが怒っている内容というのは、必ずしも支離滅裂《しりめつれつ》なものではなく、比較的筋《すじ》は通っていて、周囲の人も怒っている内容は理解できるのですが、その「怒りやすさ」や「怒り方の程度」あるいは「攻撃性」が異常なのです。

不機嫌な高揚感が軽度ながらずっと続いていると、些細なことでイライラが爆発します。さらにイライラが続いて不安も伴い、それを紛《まぎ》らわすために、つい酒びたりになったり、あるいはギャンブルに手を出したりして、依存症がはじまってしまうことも多々あります。

家族や周りの人たちは、患者さんの突然の変化に驚き、のめりこみようにあきれながらも、一度や二度は注意するでしょう。しかし、本人には周囲の人の心配や注意はまったく届かないのです。これが「ブレーキが利かない状態」になっているということです。

患者さんがこの「ブレーキが利かない状態」になると、家族が知らないうちに１００万円単位の借金を作っていたり、ちょっと気に入らないことがあると家族に暴言を吐いたり、暴力を振るうようになります。家族は患者さんの行動の本質、つまりブレーキが利かない状態になっているということが理解できず、ただただ怖がって、困惑し、ついには家庭が崩壊していくこともよくあります。職場でも、些細なことで上司につっかかって暴言を吐いたり、同僚とけんかしたりし、その結果、周りの人たちは「かかわり合いたくない（アンタッチャブル）」と忌《い》み嫌って離れていき、患者さんはますます孤立していきます。

　そうして患者さんは、家庭でも職場でも居場所がなくなってしまい、離婚したり、職を失ったりしてしまうという悲劇が起こるのです。

　しかし「なぜこうなったんだろう……？」と自問自答しても、患者さん自身は、その不幸になる過程や本当の原因について、自分では思い当たらないでしょうし、理解もできないでしょう。もともと躁うつ病の躁病期では、自覚症状があまりないのですから。

　躁うつ病の招いた不幸な結果なのか、あるいは躁うつ病発症の引き金であったのか、正確には断言できませんが、たいていそういう患者さんの家庭には、離婚や別居・家庭内不和などのなんらかの問題があるように思います。

2 うつ病と躁うつ病、本当の罹患者数は５００万人以上?!

　医療機関にかかっている心の病の患者さんは、現在１００万人くらいといわれています。しかし、うつ状態で不調を感じながら、あるいは躁状態を見逃している未治療の患者さんがまだまだたくさんいると推測されます。ですから私は、うつ病や躁うつ病の患者さんは、１００万人より多いと考えています。

　ではいったい日本人の何％がうつ病や躁うつ病にかかっているのでしょうか？　統計調査では、一度うつ病を発病し、いったんは治ったものの再発してしまい、別の病院にかかった場合の症例数を１人と数えるのか２人と数えるのかによって、発症頻度が大きく変わってきます。このような統計の話になると、いろいろな説がありますので、私がなるほどと思ったデータを、ご紹介しましょう。

●躁うつ病の罹患率

まず躁うつ病ですが、欧米の調査では、躁うつ病は人口の３％（うち双極Ⅰ型の発症頻度は約１％）くらいだといわれています。一方、日本国内の躁うつ病は人口の約１％という報告があります。つまり１００人いたら、そのうち１人くらいが、一生のうちで躁うつ病にかかる可能性があるのではないか、ということです（これは統合失調症とほぼ同じ発病頻度です）。

ただし、私自身の考えでは、日本人の躁うつ病罹患者数は、もっと多いと思います。米国のある研究では、同国において人口の５％近くが躁うつ病であるといわれています。私は、日本でもそれに近い発症率があるのではないかと考えています。その理由のひとつは、患者さん自身も家族も、躁うつ病だと気がつかず、未治療のまま放置している場合が多いと思われるからです。そしてもうひとつの理由は、本来「躁うつ病」であるにも関わらず「うつ病」と間違えて診断され、そのままうつ病として治療をうけている患者さんがいると考えられるからです。

●うつ病らしき人の罹患率

またうつ病は、海外の報告によると、多いところでは人口の15％というデータがありますが、日本国内ではうつ病らしき人を多く見積ると、５％前後だと思われます。注意してほしいのは、このうつ病らしきというのは、躁うつ病らしき人も含みます。つまり、１００人のうち４～５人くらいの割合で一生涯のうちうつ病か、躁うつ病らしき病気にかかるかもしれないということです。

これらのデータを加味すると、現在日本のうつ病の患者さんは、１００万人くらいといわれていますが、実は５００万人以上いると考えられるのです（図２）。

3 なぜ躁うつ病が正しく診断されないのか

●複雑な病相を示す躁うつ病

この「うつ病」と「躁うつ病」の診断の間違い、つまり誤診はなぜ起こるのでしょうか？　先ほど述べたとおり、躁うつ病はうつ病と同様、初発症状はうつ症状であることがほとんどだからです（図１）。つまり、不調を感じてはじめて外来を受診した患者さんは「気分が落ち込む、意欲が出ない」と治療者に訴えます。さらに「不眠」、「だる

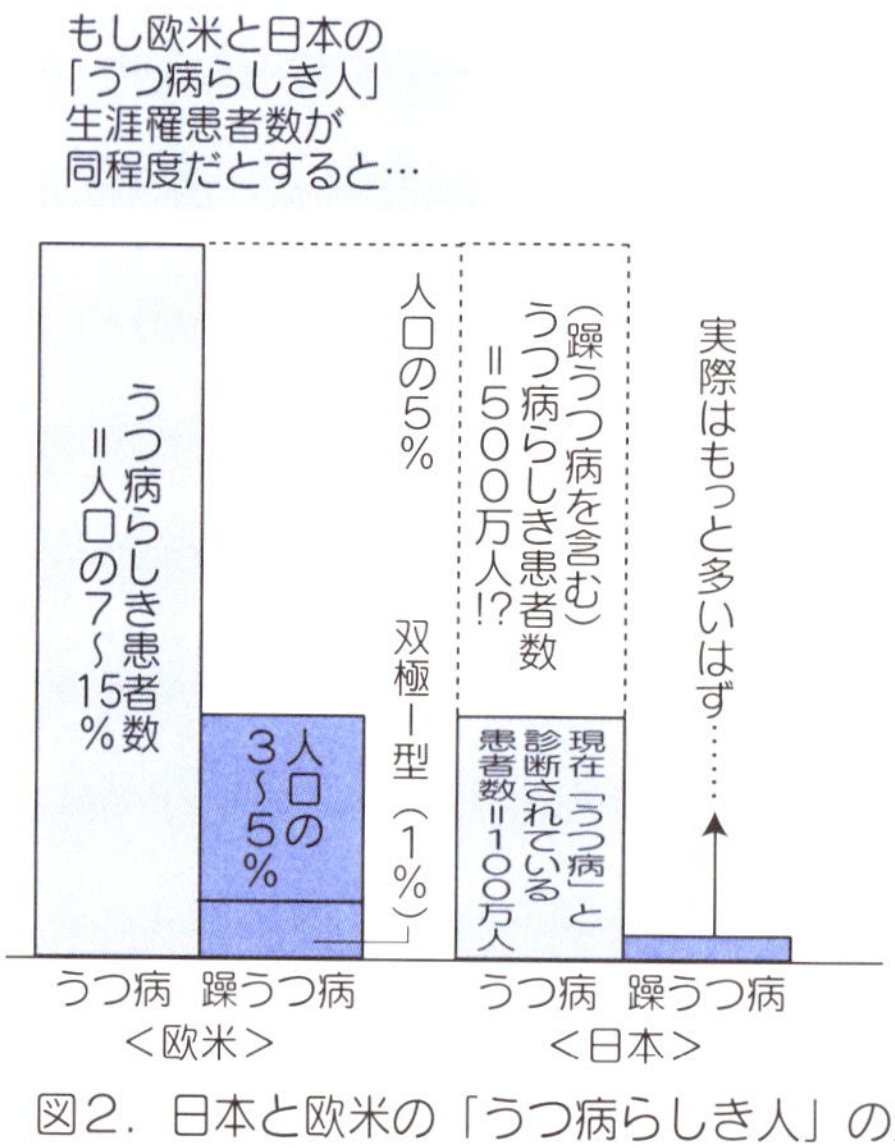

＜欧米＞
・うつ病罹患率：人口の７～15％
・躁うつ病罹患率：人口の３～５％
（うち、１％が双極Ⅰ型）
＜日本＞
・うつ病罹患者数 100 万人
・躁うつ病罹患者数：１万人

＊これまで、日本よりも海外の方がうつ病の生涯罹患率が高いといわれていたが、日本でも同じくらいの生涯罹患率（人口の５％）を想定すると、日本における「うつ病らしき患者数」が 500 万人以上になる（ただし、再発した患者や別の病院に転院した患者を重複して数えている場合もあると推測される）。

図２．日本と欧米の「うつ病らしき人」の生涯罹患率が同じ割合だった場合

さ」、「食欲不振」といった自律神経失調症状が多く見られます。このような症状から、患者さんは精神科や心療内科だけでなく、内科を受診することもあります。その時点では当然のことながら「うつ状態」あるいは「うつ病」と診断され、場合によっては抗うつ薬が処方されます。

ここまでは仕方がありません。問題は治療開始後です。軽度の躁状態を示す双極Ⅱ型という躁うつ病の特殊な病型を、なかなか本人は気がつかないし、主治医も見抜けないことが多いのです。

第2章で詳しく説明しますが、アキスカル（Akiskal）が提唱した「双極スペクトラム（双極性障害Ⅰ～Ⅳ型）」について、少しふれておきます。アキスカルは、双極性障害（Ⅰ型、Ⅱ型を含む）を表2のように6つに分類しています。

再度、図1と見比べてみてください。

躁うつ病の双極Ⅰ型とは、躁病期とうつ病期がはっきりと交互にあらわれます。そのため、初発がうつ症状であっても、比較的誤診が起きにくいといえます。うつ病として治療中に、明らかな躁状態が2週間以上続けば、うつ病（単極）ではなく、躁うつ病（双極）であったと診断変更を行います。治療薬も、うつ病の治療薬から躁うつ病の治療薬に変更すると、患者さんの症状は軽快していきます。

一方、軽躁状態がたまに出るものの基本的にはうつの状態が比較的長い双極Ⅱ型は、患者さん本人に自覚がない、あるいは軽躁状態を「調子が良くなった」と感じるため、医師も患者さんの病相を見抜けない、したがって極性診断変更しないことになってしまうのです（これについては医師だけの責任ではなく、この病気の症状の捉え方が大変難しい側面があるためですが、あえて誤診と呼びます）。

双極Ⅱ型の患者さんが、うつ病として抗うつ薬を投与し続けられると、難治性のうつ病となり、

表2．Akiskal による双極性障害の分類
（Bipolar Spectrum：双極スペクトラム）

双極Ⅰ型	典型的な躁病相のはっきりした躁うつ病
双極Ⅱ型	４日以上持続する、機能障害を認めない軽躁時期を持つ中等～重度のうつ病 （軽躁状態では一見正常か、あるいはやや活動的になることもあり、しばしば明るい双極性障害とみなされるが、うつ状態では深刻な自殺企図もあり得る）
双極Ⅱ 1/2 型	気分循環気質を背景に、うつと軽躁をくりかえす （軽躁持続は３日以内で、生活史上かなり不安定なため、境界性人格障害と診断されやすく、家族性の場合が多いとされる）
双極Ⅲ型	抗うつ薬投与や身体治療によってのみ躁転したもので、自生的躁転や躁病の既往をもつ例は除外
双極Ⅲ 1/2 型	物質乱用やアルコール使用によって躁転するうつ病 （物質誘発性あるいは物質離脱性気分障害）
双極Ⅳ型	発揚気質者（野心的でエネルギッシュな人）が、50 代頃から（過眠 - 静止型）うつを呈する。発揚気質からくる欲望や競争が、うつ病のなかにあらわれると混合状態が生じ遷延する

（安部隆明 Soft bipolar disorder（軽微双極性障害）概念について、臨床精神医学、35:1407-1411,2006. より改変）

なかなか症状が良くなりません。その結果、自殺などの事故も起こりやすいと考えられます。そもそも、うつ病も躁うつ病も再発をくりかえしたり、遷延化するうちに、治療薬の効きも悪くなり、難治性になっていくものです（こうして心の病気の患者さんが増えていくのです）。

ちなみに、実際外来にうつ症状で受診し、「うつ病」と診断されたあとで、治療中（数カ月～数年、長い人は10年以上）に、うつ病から躁うつ病に診断が変更されるのは、２～３人に１人くらいだそうです。

治りにくいうつ病が増える理由

現在、日本で気分障害の治療を受けている患者さんは１００万人くらいだといわれています。この数字は、ここ10年で約2～3倍に増えています。その理由として、早期発見・早期治療の啓蒙活動の結果、精神科や心療内科を受診する敷居が低くなった、新型うつ病と呼ばれるこれまでとは違うタイプのうつ病が増えたため、などといわれていますが、そのほかの原因として、抗うつ薬によるうつ病の遷延化があげられるでしょう。

つまり、うつ症状の早期発見と安易な抗うつ薬や抗不安薬の投与により、本当は躁うつ病なのに、うつ病の初発症状だけでうつ病と誤診され、間違った薬物治療を続けた結果、「治りにくいうつ病」になってしまった患者さんが大勢いるのではないか、と私は考えています。

4　躁うつ病はうつ病よりも遺伝しやすい

これまでの世界的な研究報告によると、一卵性双生児（遺伝子がまったく同じ双子）の一方がうつ病になった場合、もう一方が同じうつ病になる率が30%くらいだそうです。一方、二卵性双生児(遺伝子がまったく同じというわけではない双子)の一方がうつ病になった場合、もう一方が躁うつ病になる率はほぼ同じ30%くらいだそうです。

つまり、遺伝子の異なる一卵性と二卵性でうつ病を発病する率はほとんど変わらないということです。

一方、一卵性双生児の一方が躁うつ病になった場合、もう一方が同じ躁うつ病になる率は80%くらいであるといわれています。しかし、二卵性双生児の一方が躁うつ病になった場合、もう一方が躁うつ病になる率は20%くらいだそうです。このことから、躁うつ病の発症率80%と20%の差が、遺伝子の差だと推測されています。つまり、躁うつ病の発病の原因に、遺伝子が関係している可能性が高いと考えられます(図3)。

これらの結果を比較すると、うつ病は躁うつ病

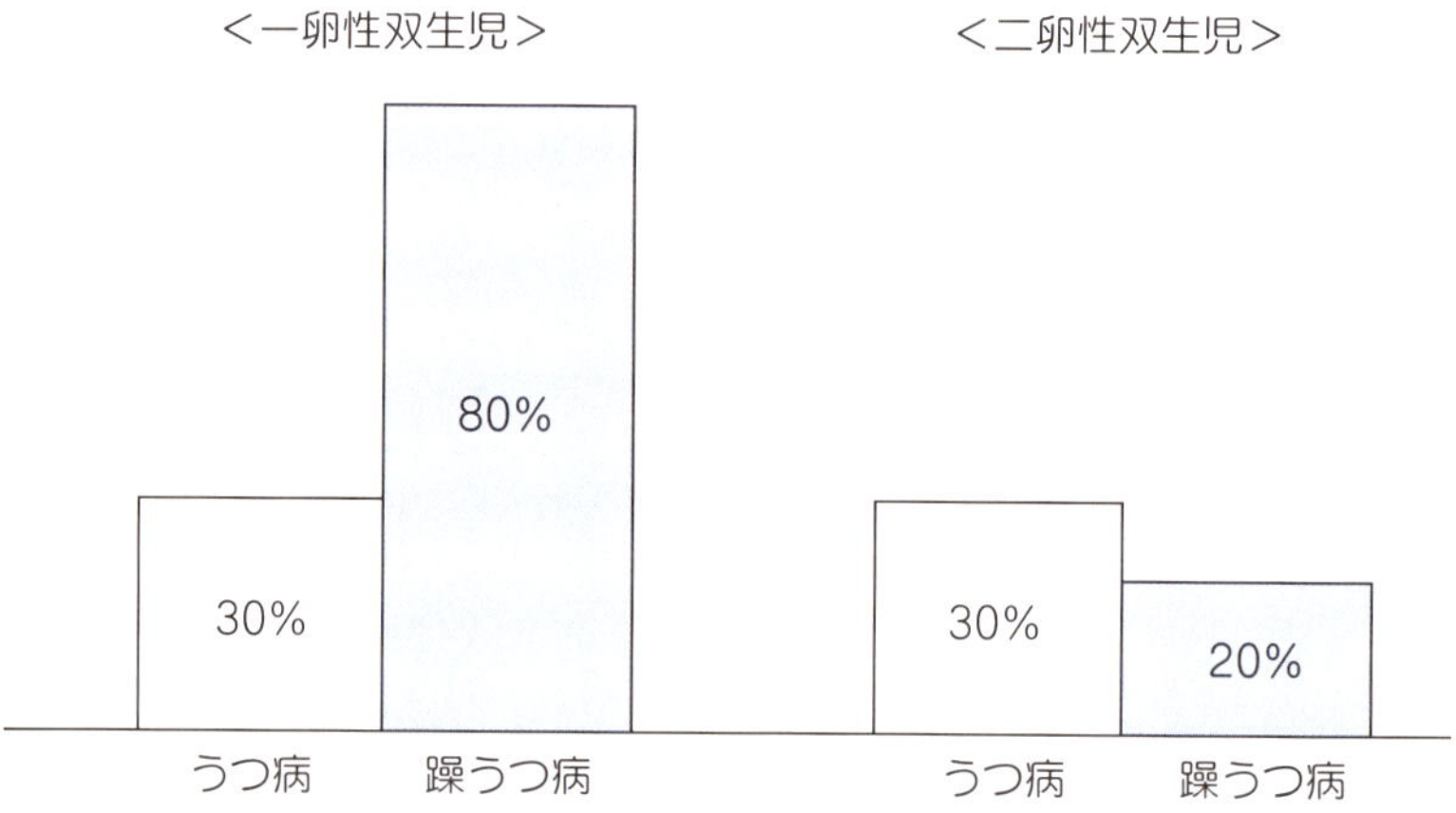

注)双子の一方が病気を発症した場合、もう一方が同じ病気を発症する割合

図3. うつ病・躁うつ病発病率の遺伝子研究

ほど、発病の原因に遺伝子が関係していないといえます。つまり、うつ病になる原因は、遺伝子よりも、避けては通れない悲しくてつらい体験が原因ではないか、と考えられるということです。

それに対して躁うつ病は、患者さんの家族・親族（両親とその兄弟、いとこ、祖父母）に、同じ躁うつ病や、うつのような感情障害の病気、アルコール依存症、自殺既往歴がある、などといったエピソードをもつ人がいる確率が高いといわれています。いいかえると、躁うつ病は遺伝子が発病に関係している可能性が高いということです。

たとえば「もともと気分屋で、機嫌が良い日と悪い日の差が激しい。こういう気質は親ゆずりだ」というううつ病の患者さんは、躁うつ病を疑ったほうがいいかもしれません。もちろん遺伝した気質が、そのまま発病に直結するわけではありませんが、そういった気質の人に「同じ場所で、同じ作業内容で、同じ時間で仕事をさせられる」といった「型にはめられる」環境が加わると、発病する確率が高くなると思われます。

5 クレッチマーの性格類型 ――体型と気質の相関――

クレッチマー（Kretchmaer）によると、躁うつ病および統合失調症にはそれぞれなりやすい性格と体型があるといいます。それは「肥満体型∧循環気質∧躁うつ病」と、「細長体型∧分裂気質∧統合失調症」というものです。

ここでいう循環気質と分裂気質の特徴は、次の3群からなるとされます。

〈循環気質〉

①社交的、親切、情が深い

②明朗活発、創造性がありアイデアがよく浮かぶ、ユーモアがある、激しやすい

③柔和、寡黙、気重

〈分裂気質〉

①非社交的、内気、変わり者

②臆病、神経質、繊細、興奮しやすい

③無頓着、鈍感

こういった一見矛盾するような3つの要素を含んだ循環気質は、肥満体型（やや小太りで首が短い）および躁うつ病と関連があり、分裂気質は細長体型および統合失調症と関連があるという指摘です（このクレッチマーの分類については、私自身でいうと、なんとなく当たっているかなと思われます）。

6 躁うつ病の症例

ではここから、躁うつ病患者さんの症例を紹介します。あくまで特徴的な例ですが、ご自身や周囲の人で、このような言動が当てはまって困っている方は、一度精神科を受診したほうがいいでしょう。

ケース1 ギャンブルと酒にハマるかくれ躁うつ病の男性（40代男性・大工）

40代の弟Aさんと老母の3人で暮らす50代女性が、保健師に紹介されて精神科クリニック外来を訪れた。相談の内容は、弟Aさんのアルコール依存と借金が止まらず、どうしたらいいかわからないというものであった。

Ａさんは大工だが、ここ数年酒びたりで、たまにアルバイトで友人の工務店を手伝う以外はほとんど家にこもっているという。アルバイト以外で外出する時は、パチンコやスロットなどのギャンブルにのめりこんでいて、今では200万円もの借金があるという。これまでにも、それとは別に数百万円の借金があったが、すべて母親が肩代わりしたという。

最近一緒に住んでいる母親が認知症になったため、Ａさんは母親の世話はするものの、たまに母親が些細なことで世話を焼かせると、急に怒り出して暴言を吐いたりすることがあるという。姉から見て「Ａは昔から気分屋で、ろくに働かないでぶらぶらして、まるで映画の〝寅さん〟みたいです」という。普段、機嫌のいいときは問題ないが、いったん機嫌が悪くなると手がつけられなくなり、怖くて近寄れないという。

主治医はこの女性に「Ａさんはアルコール依存症だと思われます。その背景には、躁うつ病という気分の波が大きくなって精神的に不安定になる病気があると思います。借金やギャンブルもそのせいでしょう」と説明した。

Ａさんに精神科外来を受診するよう説得できるか聞いたところ、「とてもじゃないけれど無理です。『自分は精神的にはおかしくない！』といって怒られます」という。そこで主治医は、いきなり躁うつ病やアルコール依存症の治療をすすめるのではなく、まずは「肝臓の検査がてら、健康診断のため受診してはどうか？」とＡさんに精神科外来への受診を説得するようすすめた。

受診まで紆余曲折《うよきょくせつ》はあったものの、現在Ａさんはいやいやながらもアルコール依存の患者さんの断酒会に通いながら、躁うつ病の治療も受けている。

この症例のポイント

躁うつ病の患者さんは、自分が躁うつ病であるという認識はありません。躁とうつの波が大きく、気分が上がって「不機嫌な高揚感」があらわれたときに、アルコールやギャンブルに走ります。家族はただあきれて見ているか、借金などのトラブルに巻き込まれて振り回されるという状態になりがちです。家族は、はじめどうしたらよいのかわからず途方にくれますが、公的機関の窓口に相談に行き、しかるべき医療機関を紹介されるケースも多いようです。

いきなりの精神科受診は本人が嫌がるでしょうから、「健康相談」や「健康診断」という名目で、精神科外来の受診をすすめてみるのもひとつの方法です。地方の精神科病院では、家族の同意を得て、病院から受診のため迎えに行くケースも、まれにではありますが存在します。

ケース2 〝憎みきれないろくでなし〟（40代男性・会社員）

40代男性会社員Bさんの妻が来院した。相談内容は、夫から性病（淋病）をうつされ、夫が風俗通いを続けていたことがわかり、気分がふさぎこんで仕方ないとのこと。もう目の前が真っ暗で、ショックで食事ものどを通らず、夜も眠れず、体もだるく、なにもやる気が起こらない、と涙ながらに訴える。

話をしているうちに、「聞いてもらっているうちに、少しは気分が楽になりました。もうこうなったら夫と離婚しようかと思っています」と妻がつらそうにいう。主治医が「もう決心したのですか？　20年近く夫婦でがんばってきて、お子さんもいらっしゃるのでしょう？　きっぱり別れられますか？」と聞くと、「それが……決心がつかないのです。夫は、本当は悪い人じゃないんです。ただ、信じていたのに裏切られたことがつらいのです」という。主治医が「Bさんは、〝憎みきれないろくでなし〟っていう感じですね」というと、妻が少し笑いながらうなずいた。

さらに話を聞いていると「実は、今日も夫は一緒に病院に来ています。本当はやさしい人なので、私のことを心配してくれているみたいです」という。待合室で妻を待っているBさんを、妻の了解を得て診察室のなかに入れた。

Bさんには過去の〝罪状〟もあった。昨年も自分の趣味で気に入った道具を勝手に買い、家族に内緒で１００万円の借金を作っていたという。主治医は「買い物にしろ風俗通いにしろ、いったんのめりこんだらブレーキが利かないのですか？」とBさんにたずねると「そうなんです」と答える。

さらにBさんの父親や祖父は、躁うつ病で炭酸リチウムを服薬していたということ、父親も道楽から多額の借金があり、祖父は自殺していたことを聞き出した。主治医は、躁うつ病のエピソードとして、性行為や買い物に対する衝動の制御がきかなくなることを説明し、「治療すべきは奥さんではなくて、Bさんのほうですよ」とアドバイスした。本人は「そういわれてはじめて気がつきましたが、私自身も親父や祖父に似ているようです。治療を受けてみます」と治療に同意した。

　現在、妻の体調はだいぶ良くなり、パートの仕事に復帰した。Bさんは、躁うつ病の代表的治療薬である炭酸リチウムを自ら希望して服用している。買い物や性行為への衝動は今のところブレーキがかかっているという。「おかげさまでなんとか夫婦関係ももとに戻りました」という。

この症例のポイント

　躁うつ病の患者さんは、病気の自覚がなく、また本来は人が良くて憎めない性格の方がたくさんいます。またBさんのように、躁うつ病に特徴的な気質や自殺の既往歴を持つ人が家系内にいる場合、同じ病気にかかる確率が非常に高く、やはり遺伝しやすい病気だといえます。

　Bさんの奥さんのように、患者さんのことをよく理解してあげられれば、躁うつ病のエピソードと思われる、さまざまな依存症状によるトラブルを起こしても、離婚を回避し、治療を受け、夫婦仲もやり直すことができることを示してくれた例でした。

ケース３　〝アンタッチャブルで怖い上司〟（50代男性・会社員）

50代男性、中堅会社管理職Cさんは、20代の頃から下積みの苦労を味わいながらもエネルギッシュに仕事をこなし、同世代よりも早く出世した。

頭角をあらわすにつれて、同僚や部下、さらには上司とも仕事上のことで激しい言い合いになることが増えてきた。セクハラ問題も起こし、社内のハラスメント防止委員会で取り上げられ、会議の場で組織のトップから訓戒《くんかい》処分を受けたが、Cさんは、「そんな一方的な処分は受け入れられない。名誉毀損《めいよきそん》で逆に告訴しますよ」と大勢の前で声を荒げたという。

出世への妬《ねた》みもあるのかもしれないが、周囲のCさんへの評判は以前から良くなく、「かかわり合わない方がいい人物」という見方が確立されていた。Cさんが管理職になってから10年で、直属の部下が10人近く会社を辞め、何人かは希望して部署を異動しているという。いずれも「Cさんのもとで働くのは、精神的にとてももたない」という理由であった。

Cさんは、最近とくに普段から機嫌の移り変わりが激しく、口数が少なくうつ状態の時期もあれば、極端に上機嫌だったり、かと思えば些細なことですぐに異常な怒り方をすることもあり、誰も安心してCさんに近寄れないという。

Cさんの妻も体調を崩しがちだそうで、おそらく家庭でもいろいろと家族がつらい思いをしているのであろうと想像される。会社もCさんの処遇には困っているという。
　Cさんのブレーキが利かなかった最近のトラブル例を紹介する。

〈会議ジャック〉

　Cさん自身が議長となり、部下たちに「優秀な人材を獲得するために、会社の宣伝をどう行うべきか」というアイデアを募った。ところが、部下たちは遠慮してなかなか意見がいえない。というのも、なにか発言しても「その程度のことしかいえないのか！」と怒鳴られたり、Cさんと反対意見を述べようものなら「どちらの意見を採用するかは、殴り合いで決めるか？」とすごむからである。
　そのうち業《ごう》を煮やしたCさんは「どいつもこいつも頼りにならん！」と、延々と自分の意見を話しはじめた。会議がはじまって3時間、Cさんはブレーキが利かなくなり、自分のいいたいことだけを話し続けた。部下たちはトイレに行く以外、うなだれてCさんの話を聞くフリをしていなければならず、地獄の会議ジャックであったという。

〈面接ジャック〉

　Cさんと2人の部下の3人で、新人採用の面接を行った。最初に彼が「はじめに断っておきますが、余計なことをしゃべったら減点しますので気をつけてください」と威圧的にいい放った。面接を受ける側は、当然のことながらほとんどなにもいえなくなってしまった。すると今度はCさんが「君には情熱の欠片《かけら》も感じとれん！」と怒りだし、その後延々と「人生とはどういうものか、よく考えろ！」と、2時間ほど説教を続けた。結局、その人は採用されなかった。
　このように周囲の人たちは、ただただCさんを怖がって近寄らず、振り回され、消耗してしまっている。とてもではないが彼に「病気かもしれないから、治療を受けてみたらどうですか？」とアドバイスできる人はいない。
私は、Cさんもおそらく躁うつ病の犠牲者ではないかと考えている。そして彼の周囲の人々もまた、気の毒な犠牲者である。

この症例のポイント

Cさんのような人物は、周囲の人から「人格に異常があるのだろう」と思われていて、躁うつ病という病気であるとは誰にも思われていないでしょう。また、Cさんは機嫌の波が中間あたりで落ち着いているときには、気さくで人情もろく、いわゆるいい人です。

うつ状態のときは会議でもほとんど発言せず、だるそうにしておとなしくしていますが、躁状態のときには、先述のようなエキセントリックで、エネルギッシュな奇行をとります。

Cさんの奇行は、躁状態のときによくみられる「万能感《ばんのうかん》（自分はなんでもできるという思いこみが強く、周りの人が無能に見える）」によるものであり、暴走して歯止めがきかなくなってしまっているのです。しかしその言動は必ずしも支離滅裂ではなく、内容はある程度は筋が通っています。ただし、時間や場所を選ばない強引さや、暴走の凄まじさが、常識の範囲を超えているのです。また、Cさんの体型はやや肥満体型であり、クレッチマーのいうところの「肥満体型＜循環気質＜躁うつ病」の親和性にも当てはまります。

これら3つの症例からもおわかりのように、本人も周囲の人も、不機嫌な躁状態、興奮状態を病気と判断できないかくれ躁うつ病であることがほとんどです。その人の性格・人格の問題であって、どうにもならないと考えるか、あるいは病気と気がついても、治療導入を進言できないでいることが、躁うつ病の患者さんには多いのです。

躁うつ病の患者さんは、たいていの場合、仕事場のみならず家庭内でも、なんらかのトラブルがあることが多いようです。それが病気の結果なのか、あるいは家庭の問題が発病の引き金なのか、はっきりと断定はできません。

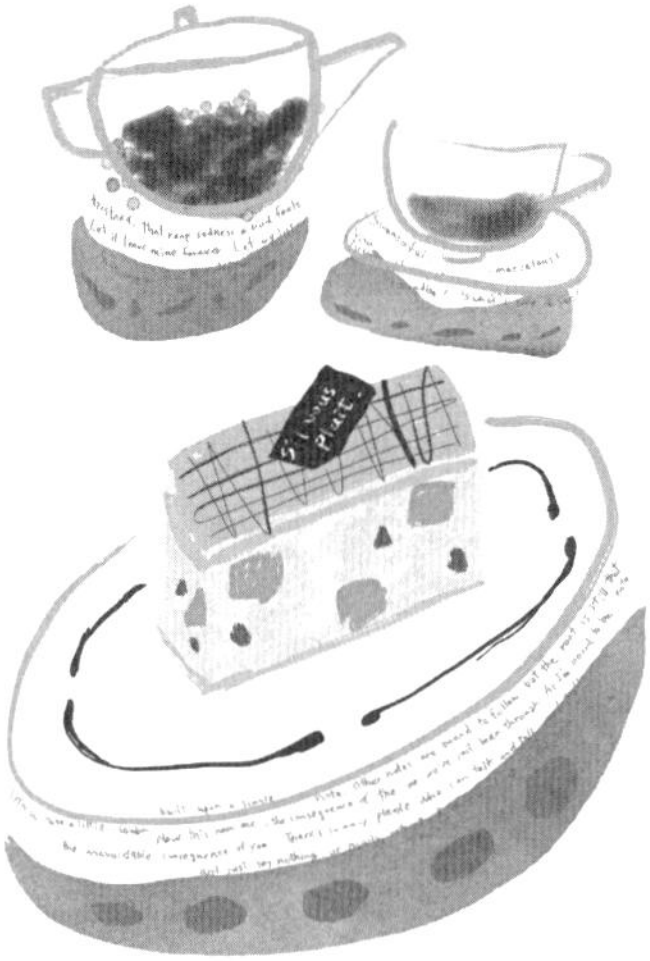

第2章

なかなか治らないうつ病は「かくれ躁うつ病」かもしれない

——躁うつ病の正しい理解——

麻布大学 健康管理センター長
岩橋 和彦

1 うつ病・躁うつ病の病前性格の違い

米国精神医学会が制定している最新の診断基準であるＤＳＭ－Ⅳが発表されて以降、ＤＳＭ－Ⅲに存在していた「うつ病、躁病、躁うつ病」を総称した「感情障害（affective disorder）」という名称が、「気分障害（mood disorder）」に統一されました。ＷＨＯ（世界保健機関）の国際疾病分類第10版ＩＣＤ－10では、気分障害は「気分（感情）障害」と呼ばれています。

大まかに説明すると、その気分（感情）障害のうち、うつの病相だけがあらわれるものを「うつ病エピソード」、うつ病の再発をくりかえすと「反復性うつ病性障害」、その対極である躁の病相のみがあらわれるものを「躁病エピソード」と呼びます。そして、躁とうつをくりかえす躁うつ病を「双極性（感情）障害」と呼びます。

ここで重要なことは、うつのみあらわれる単極性のうつ病と、うつと躁があらわれる双極性の躁うつ病は、病前性格からみて、まったく異なる病気であるということです。

病前性格の違いとは、うつ病の患者さんは「意思が強く、責任感があり、ついがんばりすぎてしまうため、その徒労感からうつ病を発症する」のに対し、躁うつ病の患者さんは「もともと気分屋で気分の波が激しいため、特定の制約や目標設定を受けて仕事をさせられると、さらに気分の波が大きくなり、生活に支障が出るほど苦しくなり、発病する」傾向があるということです。

2 うつ病から躁うつ病への極性診断変更

躁うつ病の範囲の広がり

第1章でふれたように、アキスカルはDSM－Ⅳの診断基準では、多くの潜在的な躁うつ病がもれ落ちてしまうと警告し、はっきりとした躁病エピソードまでには至らない「軽微な躁」も、積極的に「躁うつ病」を疑うべきであると指摘し、躁うつ病を双極Ⅰ型からⅣ型まで6つに分類しました（第1章表2）。6つの病相を簡単にまとめると、次のようになります。

①双極Ⅰ型：従来の典型的な躁病相のはっきりした躁うつ病
②双極Ⅱ型：軽躁病を伴う〝明るい〟うつ病
③双極Ⅱ½型：気分循環気質の〝より暗い〟うつ病
④双極Ⅲ型：抗うつ治療によってのみ軽躁するうつ病
⑤双極Ⅲ½型：アルコールや薬物乱用によって躁転するうつ病
⑥双極Ⅳ型：発揚気質のうつ病

これらはうつ状態を呈するものの、躁うつ病として気分安定剤を中心に治療しながら、経過を見たほうが有益だと思われる「軽微双極性障害」と命名されました。

軽微な躁症状ほど見逃されたり、ほかの病気と間違われやすい

躁うつ病にあらわれる軽微な躁の症状は、診断が困難です。患者さん本人にとっては違和感がなく、むしろ調子が良いと感じる場合がほとんどだからです。

しかしながら、第1章でも述べたとおり、家族歴や躁転（うつから躁に状態がかわること）の既往が確認されれば、躁うつ病を積極的に疑っていいと思います。

実際に、単極のうつ病から双極の躁うつ病への極性診断変更は、決してまれではありません。単極性うつ病の患者さんのうち2〜3割以上が、数年にわたる経過観察中に、双極Ⅰ型あるいはⅡ型に移行しているという報告もあります。

つまり、はじめはうつ病に見えたのに、治療中に躁うつ病だったとわかるケースが、意外にたくさんあるということです。

うつ病エピソードで発病すれば、最初はうつ病と診断され、うつ病が再発すれば反復性うつ病と診断が変わり、躁や軽躁のエピソードが出現すると遡及的《そきゅうてき》に診断が変わって、躁うつ病と診断されます。

とはいえ、軽い躁状態は患者さん自身も周囲の人も、病的な躁の時期だと自覚していない場合が多いので、依存や浪費・借金などの逸脱《いつだつ》行為があったとしても、よほど顕著にならないかぎり、誰も気がつかないでしょう。

躁うつ病の躁状態には、さまざまな合併症がみられます

DSM-Ⅳの発表以来、躁うつ病の診断にさまざまな合併症が容認されるようになりました。

アキスカルが提唱する「双極スペクトラム」では、躁うつ病には、抗うつ薬による躁転だけでなく、薬物やアルコールの依存関連障害や、それに伴う躁転、ギャンブルなどの衝動制御の障害、過食や拒食などの摂食障害、パニック障害、不安障害、リストカットなどのパーソナリティ障害のような症状など、多彩な症状が共存することが示されています。

さらに、躁状態とうつ状態の両方の特徴を満たす「混合状態」のときの不安焦燥感、不眠、摂食障害、自殺念慮、自殺企図や不機嫌な躁状態なども、極性診断変更時には重要な手がかりとなります。また、躁うつ病では過眠になり、夜中に活動する昼夜逆転が出現することもあります。

極論をいえば、うつ状態で発症した患者さんが、治療中に先述したような症状がみられた場合、単極性うつ病以外の病気、すなわち躁うつ病を疑うべきだと思います（第1章表2）。

その一方で、パニック障害や不安障害、焦燥感、自殺念慮などは、単極性のうつ病でも見られることがあるため、十分な注意が必要です。

これらの症状がうつ病からくるものなのか、躁うつ病からくるものなのかを見分けるのは、大変難しいです。うつ病の不安症状には抗不安薬は有効とされていますが、躁うつ病の気分の不安定な状態のときに、抗不安薬を無節操に使えば、躁とうつの波をより大きくしてしまい、逆効果になることが多いです。

そして躁状態の患者さんは、必ずしも調子が良くハッピーな状態というだけではなく、イライラした不機嫌な高揚感も伴います。程度の差が激しいときは、医師や周囲の人も「あれ、ちょっとおかしいな……」と気づくことができますが、これらの症状が軽微なときは、患者さんも医師も躁状態と見抜けないため、反復性うつ病などの診断のまま、うつ病治療を続けることになってしまうのです。

このように、軽微な躁を見抜くことができず、うつ病治療を続ける躁うつ病のことを、本書では「かくれ躁うつ病」と呼びたいと思います。

●「かくれ躁うつ病」を見つける手がかり

第1章の表1「DSM-Ⅳによるうつ病エピソ

ード」の診断で、「自分がうつ病である」と自己診断された人のうち、次頁表3の項目のいくつかが当てはまるようなら、「かくれ躁うつ病」の可能性があります。

つまり、うつ症状で初発し、うつ病らしいと診断された患者さんで、表3に示したような症状が見られる場合、実は躁うつ病である可能性が高いということです。その場合、積極的に極性診断変更をおこない、服用する薬も変えるべきです（少なくとも単極のうつ病の患者さんが、治療中にギャンブルにのめりこみ、多額の借金を作ってしまったり、急に思いついて途方もない高額な品物を買ってきたりすることはあり得ません）。

●数分間の診察ではなかなか見抜けない「かくれ躁うつ病」

これまでに述べた、躁うつ病の双極Ⅱ型の症状は、外来の初診や再診での短時間の面接では、見落としやすいものです（双極Ⅰ型は躁病相がはっきりしているため、誤診は少ないです）。むしろ、このＤＳＭ-ⅣやＩＣＤ-10などのガイドラインによる診断のマニュアル化こそが、双極Ⅱ型のうつ状態を単極性うつ病と見間違える、大きな原因のひとつといえます。

何度もくりかえすようですが、躁うつ病が発病すると、はじめはうつ状態がひどくなります。患者さんが精神科や心療内科を受診し、「毎日抑うつ気分がひどい」あるいは「なにをしても楽しいと思うことがない」という主症状に、「夜もよく眠れない」、「食欲がない」、「体がだるい」、「集中力がなくなって、前なら数分でできたことが、今は1時間以上かかる」と訴えれば、主治医はＤＳＭ-Ⅳなどの診断基準を満たすとして、ガイドラインに沿って「うつ病」と診断し、抗うつ薬が処方されます。ここまでは当然の成りゆきだといえ

表3.「かくれ躁うつ病」の鑑別診断

気分屋的気質	□生まれつき型にはめられることを嫌う →本人も自覚していることが多い □熱しやすく冷めやすい →ひとつの物事を最後まで遂行することが苦手
家族歴	□両親、祖父母、叔父叔母、従兄弟に、アルコール・薬物依存、自殺者、うつ病らしき人、躁うつ病などを疑わせるなにかしらの病気を患った人がいる
軽微躁（気分の波）	□本人には自覚症状がなく、むしろ調子が良くなったと思いがちで、家族も病的だとは気づきにくい →長期診察中に医師が気づくことがある
不機嫌な高揚感	□些細なことで爆発する（キレる）、イライラする、攻撃的になる、短絡的ですぐ投げやりになる
物質関連障害	□アルコールや麻薬などの薬物依存・乱用など （抗不安薬を持っていないと不安になる、なども含む）
衝動制御の障害	□借金をしてまでパチンコ、競馬など病的に賭博にのめりこむ、性行為や買い物の衝動が抑えられない（病的な恋愛依存、スポーツジム、インターネット、カルト宗教、ダイエットなども含む） →家族には借金を隠している場合が多く、問診で発覚する場合が多々ある
混合状態	□躁とうつが混じっている状態 →不安焦燥感が強い、睡眠障害、摂食障害、情緒不安定、自殺念慮・企図など
⬇	
境界性パーソナリティ障害を疑うような不安定な気分	□リストカットなど自傷行為のくりかえし、抗不安薬に依存したり乱用したりする

るでしょう。

　問題は、躁うつ病には抗うつ薬が効かないばかりでなく、かえって病状を悪化させてしまうことです。とくに双極Ⅱ型は、抗うつ薬の服用で、一度は少し症状が改善されたように見えることもあります。しかし、その後すぐにうつ状態が増悪して続きます。そして本当は躁うつ病なのに、治りにくいうつ病として、患者さん本人とそのご家族が長い間苦しむことになるのです。

　これを回避するためには、治りにくいうつ病の患者さんの「躁うつ病の（軽微な）躁症状」を見抜く、つまり「かくれ躁うつ病」を見抜くことが重要です。「かくれ躁うつ病」だとわかった場合、積極的に極性診断変更し、躁うつ病として早急に治療をはじめる必要があるのです。

　実際の診察現場ではなかなかむずかしいことではありますが、このような診断変更こそ、精神科医の腕の見せどころです。

　なかなか治らないうつ病に苦しんでいる患者さんやご家族の方で、表3の項目に該当することがあれば、どんな些細なことでも気づいた時点で主治医に報告しましょう。はじめはうつ病と診断されたのち、数カ月から数年にわたる治療中に、躁うつ病と診断変更される割合が高いことを指摘している論文もあります（臨床精神医学 35; 1395-1398, 2006）。

3 躁うつ病の薬物療法(1)

　ここからは、躁うつ病の治療について述べたいと思います。なんといっても躁うつ病治療で重要なのは、薬物療法です。ポイントは、患者さんの気分の波を小さくしていくことです。この作用をもつ薬の代表が次の気分安定剤です（表4）。

●躁うつ病の第一選択薬は気分安定剤

［気分安定剤］

①炭酸リチウム　（リーマス、リチオマールなど）

〈効果〉

気分安定剤のなかでも、炭酸リチウムほど躁状態の気分の高揚や興奮、不機嫌な衝動性を抑えると同時に、うつ状態の抑うつ気分の底上げをしてうつを改善する、という二面性の薬理効果をもつ薬はありません。

炭酸リチウムの服薬によって、気分がふわふわして落ち着かなかった患者さんが、だんだんと落ち着いてくるようになります。躁うつ病患者さんの約6割に有効だという指摘もあり、自殺の予防にも有効であるという報告もあります。したがって、躁うつ病だとわかった時点で、まずは炭酸リチウムが処方されます。

〈留意点〉

炭酸リチウムにSSRIのような抗うつ薬を上乗せして併用すると、抗うつ薬の抗うつ作用が増強します。まれに抗うつ効果のみを考えて、うつ状態にこれらを併用することもありますが、患者さんによっては不安・焦燥感をも増強してしまい（アクチベーション・シンドローム）、その結果自殺の危険性が増すことがあるので注意が必要です。

〈副作用〉

炭酸リチウムの副作用は、おもにリチウムの血中濃度が安全値よりも高くなる、いわゆる中毒症状のときに出ます。初期症状は、手のふるえ、吐き気、めまい、言葉のもつれ、下痢などです。ふらふらして歩きにくくなる、ひどくなると気を失ってしまうなどの意識障害、のどの渇き、多尿（小便が出すぎる）、腎機能障害、発熱・発汗を伴う下痢などの胃腸障害、脈が少なくなる、甲状腺機能低下（甲状腺ホルモンの低下）などが、主な副作用としての症状です。

〈処方の仕方〉

炭酸リチウムの処方は、前回の炭酸リチウム服用後、8～12時間後に採取した血液中のリチウム濃度を測定し、濃度が0・6～1・2mEq／Lとなるように処方します。血中濃度が1・5mEq／Lを超えるリチウム中毒の場合は、投薬を中止し、中毒を緩和する措置を行うべきです。

ただし、これらの副作用のうち、頭が少しぼーっとして重い、手が少し震えるといった軽症の場合は、血中濃度が正常範囲といえるので、薬を飲みはじめた頃にもよくみられます。こういった場合、私は患者さんに「多少の飲みにくさは、しばらく我慢して様子を見てください」とアドバイスしています。

いずれにせよ、炭酸リチウムを服用する際には、数カ月に一度、外来でリチウムの血中濃度をチェックすることが必要です。

注）炭酸リチウムの治療域血中濃度は、維持治療のものです。

②バルプロ酸ナトリウム（デパケン、バレリンなど）

〈効果〉

もともとはてんかんの治療薬ですが、てんかんで気分が不安定になっている患者さんがこの薬を飲むと、てんかんだけでなく気分も安定してきたことから、気分安定剤として適応し、健康保険が使えるようになった薬です。躁うつ病のなかでも、気分変調性障害や、不安や不機嫌を主症状とするタイプに有効です。

〈副作用〉

このバルプロ酸ナトリウムは、躁状態をコントロールする薬効はあるのですが、炭酸リチウムほどうつ状態には効き目はないのではないかという指摘があります。副作用は少なく、下痢や吐き気がまれに見られる程度です。

③カルバマゼピン（テグレトール、テレスミンなど）

〈効果〉

これも、てんかんの治療薬です。躁うつ病の躁状態、とくに興奮状態の沈静に有効とされています。もともとは統合失調症の精神運動発作、激しい興奮状態の沈静化にも使われていた薬ですので、非常に激しい興奮や攻撃性、衝動性を伴う躁状態を示す躁うつ病、あるいは昔なら「非定型精神病」といわれたような隔離が必要なくらいの躁状態に有効です。

その一方で、躁うつ病のうつ状態に効くかは定かではありません。うつ症状に対する薬理効果は、現在のところ疑問です。

〈留意点〉

問題は、カルバマゼピンが酵素の自己誘導を起こすことです。つまり、カルバマゼピンを代謝（分解）する肝臓のＣＹＰ３Ａ４という薬物代謝酵素が、カルバマゼピンを代謝すると同時に、カルバマゼピンそのものによって誘導（酵素量が増加）されることにより、同じ服薬量だと数カ月で血中濃度が下がってきて、薬の効きが悪くなってきます。

また、飲みあわせにも注意が必要です。抗真菌薬のボリコナゾール（ブイフェンド）などとは、併用が禁止されています。その理由はボリコナゾールがＣＹＰ３Ａ４の薬物代謝酵素としての活性を阻害して、カルバマゼピンの代謝が低下し、その血中濃度が上がるためです。

これと同じ理由で、グレープフルーツに含まれる成分がＣＹＰ３Ａ４を阻害するため、カルバマゼピンの血中濃度が上昇し、副作用が出やすくなるおそれがあるので、グレープフルーツジュースでは服薬しないでください。一般にＣＹＰ３Ａ４

で代謝される薬（降圧薬のヘルベッサーやアダラート、抗高脂血症薬のリピトールなど）は、どれもグレープフルーツジュースでは飲まずに、水で飲みましょう。血中濃度が上がると、薬疹《やくしん》や肝障害などの副作用が出やすいので要注意です。

④クロナゼパム
（ランドセン、リボトリール）

〈効果〉

顔や手足がぴくぴくけいれんするミオクロニー発作に効果が高い、ベンゾジアゼピン系の抗てんかん薬です。この薬は、特殊な症状を示す患者さんには有効だといわれてます。たとえば普段は意欲的でバリバリ働く人が、気分の波が出て調子を崩して困っている場合や、パニック障害や不安障害を伴ううつ病や躁うつ病、症状がひどくなると意識障害や健忘が出るような躁うつ病に有効です。また、この薬はレストレス・レッグス症候群（脚や、あるときには腰や背中までがむずむずして、不快でじっとしていられない症状）を示す患者さんにも有効です。

⑤ラモトリギン
（ラミクタール）

〈効果〉

日本では2008年12月に発売されました。今のところ躁うつ病に対してではなく、ほかの抗てんかん薬では十分な効果が認められないてんかん患者さんが、適応症とされています。

しかし外国では、抗うつ作用ももった気分安定剤として、躁うつ病の治療薬としても使われており、日本でも徐々にそういう方向に向かうと思われます。

〈副作用〉

本剤の副作用として皮膚粘膜眼症候群（スチーブンス・ジョンソン症候群）や中毒性表皮壊死症

表4．気分安定剤

種別	一般名	主な商品名	後発品
躁うつ病治療の第一選択薬	炭酸リチウム	リーマス	リチオマール
抗てんかん薬でもある気分安定剤	バルプロ酸ナトリウム	セレニカ デパケン	エスダブル エピレナート サノテン セボトボル セレブ バレリン ハイセレニン
	カルバマゼピン	テグレトール	テレスミン レキシン
	クロナゼパム	ランドセン リボトリール	

（ライエル症候群）などの重い皮膚障害があらわれることがあるといわれています。

現在わかっていることは、抗てんかん薬が躁状態の気分の波を安定させる抗躁薬として効果があるということです。ただし、はっきりとうつ状態にも効果があるとわかっているのは、炭酸リチウムのみです。

4 躁うつ病の薬物治療(2)

●気分安定剤の補助として　抗精神病薬を併用

躁うつ病の危険な症状のひとつに、興奮を伴った不安焦燥感があります。殺気だったうえに、衝動性も高く、今にもなにか起こしそうな、あるいは自殺の危険もありそうな状態のとき、先述の気分安定剤だけでは足りないため、抗精神病薬を併用することがあります。

また、不安症状が強いときにも、依存性が強く気分の波を大きくしてしまう抗不安薬ではなく、抗精神病薬を服薬すべきです。代表的な抗精神病薬をあげます（表5）。

［抗精神病薬］

①レボメプロマジン（ヒルナミン、レボトミンなど）

〈効果〉

ひと昔前までは、統合失調症の代表的な治療薬だった定型抗精神病薬です。ドーパミン受容体をブロックするという作用機序（メカニズム）で、統合失調症の急性期の幻覚や妄想、興奮などの陽性症状を改善する薬です。躁うつ病においても、気分の不安定さを伴う「不安」のような症状に対して、症状のひどいときだけ飲む頓服で使うと効果的です。

〈副作用〉

おもな副作用は、手の振るえなどの薬剤性パーキンソン症状です。ヒルナミン5㎎（1錠）で体がぐったりすることがありますが、患者さんが訴える「不安」は軽くなります。患者さんが「5㎎（1錠）では体がきつい」という場合には、半分か4分の1に割って頓服で飲むように処方しています。抗精神病薬は依存症にはなりません。

〈留意点〉

患者さんの立場からすると、「不安には抗不安薬では？」と思われるかもしれませんが、私は躁うつ病の患者さんが訴える〝不安〟は、実は不機嫌な高揚感や不安定な気分の揺れからくる不安定な興奮・焦燥感に近いものだと考えます。

こういった症状に、口当たりもよく副作用も少

表5．躁うつ病に用いる抗精神病薬

種別	一般名	主な商品名	後発品
定型抗精神病薬	レボメプロマジン	ヒルナミン レボトミン	ソフミン レボホルテ
＊統合失調症や躁うつ病、うつ病の催眠薬として使われる配合剤	クロルプロマジン プロメタジン フェノバルビタール 配合剤	ベゲタミンA ベゲタミンB	
その他の抗精神病薬 （定型と非定型の中間か）	ゾテピン	ロドピン	セトウス メジャピン ロシゾピロン
非定型抗精神病薬 〈第2世代〉 ①SDA （セロトニン・ドパミン遮断薬）	リスペリドン ペロスピロン	リスパダール ルーラン	
②MARTA （多元受容体作用抗精神病薬）	オランザピン クエチアピン	ジプレキサ セロクエル	
③新しい作用機序をもつ非定型抗精神病薬 （外国では第3世代ともいわれる）	アリピプラゾールー	エビリファイ	

ない抗不安薬を出すと、依存症になりやすく、余計に気分の波が大きくなって、かえって不安定になったり、自傷行為がひどくなったりしてしまうので、処方しないようにしています。

ただし、うつ病の不安症状には抗不安薬も有効だと思います。いずれにせよ、抗不安薬を使用する際は、基本的に頓服か、期間限定の処方です。

②オランザピン（ジプレキサ）

〈効果〉

従来からあった抗精神病薬は、統合失調症の陰性症状（社会的引きこもりや感情の平板化など）には効き目がなかったのですが、最近の治療薬である非定型抗精神病薬（第二世代抗精神病薬）は、薬剤性パーキンソン症状が出にくく、しかも陰性症状にも効果があることが証明されています。そのうちのひとつがオランザピンです。

オランザピンは、ドーパミンのみならずセロトニン、ヒスタミン、アドレナリン、アセチルコリンといった様々な神経伝達物質の受容体をブロックするという作用機序で、統合失調症の陽性症状・陰性症状を改善し、さらに体重や血糖値の上昇という副作用がしばしば見られるものの、パーキンソン症状などの副作用がないため、現在では統合失調症治療の第一選択薬のひとつとなっています。

このオランザピンは、米国では躁うつ病においてもよく使われる薬で、ＳＳＲＩの抗うつ薬フルオキセチンと併用すると、躁うつ病のうつ状態にも有効といわれます。しかしながら、日本ではまだ躁うつ病の治療薬としては認可されていません。

躁うつ病で、たとえばイライラがひどい、些細なことでキレる、不安焦燥感が強く、自殺の恐れがある、視野が狭くなっていて周りが見えないような孤独感や認知機能の歪み（被害妄想などの精神症状を伴い、周囲のいうことがことごとく嫌味や自分への非難に聞こえてふさぎ込む）といった症状に、オランザピンが有効です。

〈留意点〉

厳密には、日本ではオランザピンの適応症として躁うつ病が認可されていないため、保険診療の場合、カルテの傷病名には「非定型精神病」や「心因反応」といった名称を書き足すことがあります。そのほかの抗精神病薬も同様に躁うつ病の保険適用はありません。

③ゾテピン

（ロドピンなど）

〈効果〉

躁うつ病の躁状態の激しい興奮（躁的興奮）など、気分の高揚の沈静化にもっとも効果的な抗精神病薬です。万能感、誇大性（気分に調和する誇大妄想）、まとまらない行動や考え（観念奔走）の抑制などにも有効といわれています。

〈副作用〉

症状が激しいため、投与量が多くなると、意識障害とけいれんを同時に起こすことがときどきあります。

④クエチアピン

（セロクエル）

〈効果〉

躁うつ病の躁状態の改善効果と予防にも有効で、しかもうつ状態の改善にも効果があるといわれている非定型抗精神病薬です。躁うつ病の躁とうつの両方に有効な薬として治験が行われていて、期待されています。

〈副作用〉

血糖値の上昇が見られることがありますが、頻度はオランザピンほどではありません。

⑤アリピプラゾール
（エビリファイ）

〈効果〉

もっとも新しいタイプの非定型抗精神病薬で、第3世代抗精神病薬と呼ばれます。第2世代の非定型抗精神病薬との作用機序の違いは、神経伝達物質のドーパミンを完全にブロックするのではなく、ドーパミンが多すぎる場合には受容体をブロックし、少なすぎる場合にはドーパミン作動薬として受容体を刺激する点です。ドーパミン神経系を正常状態に安定化させることから、ドーパミン・システムスタビライザーと呼ばれていて、統合失調症の陽性症状と陰性症状の両方に効果があります。躁うつ病の躁状態の改善および予防に有効であるとされています。

5 躁うつ病の薬物療法(3)

●抗うつ薬について

２００９年の時点で、日本で使える抗うつ薬は16種類あります。そのうち、うつ病での使用頻度が圧倒的に高いのがＳＳＲＩ（選択的セロトニン再取り込み阻害薬）です。パロキセチン（パキシル）、フルボキサミン（ルボックス、デプロメール）、セルトラリン（ジェイゾロフト）があります。

さらにＳＮＲＩ（セロトニン・ノルアドレナリン再取り込み阻害薬）として、ミルナシプラン（トレドミン）があります。それに続くのが、旧世代の三環系抗うつ薬であるアミトリプチリン（トリプタノール）など、そして四環系のミアンセリン（テトラミドなど）や、それとは機序の異なるスルピリド（ドグマチールなど）です。一般名と商品名、後発品は表6を参考にしてください。

ＳＳＲＩやＳＮＲＩは、セロトニンや、ノルアドレナリンのトランスポーターというポンプをブロックして、神経と神経の間のセロトニン、ノルアドレナリンを増やすことで、うつを改善します（図4－a）。ただし、患者さんによっては、これらの薬がセロトニン受容体を過剰に刺激しすぎることがあるため、セロトニン症候群（下痢や吐き気、硬直・けいれん、興奮・錯乱など）という副作用を起すこともあります。

セロトニン5－ＨＴ3受容体は、下痢や吐き気などの消化器症状、5－ＨＴ2Ｃ受容体は不安焦燥感の増悪、5－ＨＴ2Ａ受容体は性機能不全に関係するといわれています。また、うつ病の患者さんがＳＳＲＩを飲むのを急に止めたり飲み忘れたりしたときも、下痢や吐き気、めまいといった中断症候群が出ることがあります。

ミルタザピンについて

さらに最近では、ＳＳＲＩやＳＮＲＩとはまったく違った作用機序でうつを治すミルタザピン（リフレックス、レメロンなど）が出ました。これはＮａＳＳＡ（ノルアドレナリン作動性・特異的セロトニン作動性抗うつ薬）と呼ばれるものです。

ミルタザピンの作用機序

アドレナリン受容体（α_2の自己およびヘテロ）をブロックして抑制をはずし、神経細胞からのセロトニンの放出を促進しながら、ヒスタミン受容体（Ｈ1）とセロトニン受容体（5－ＨＴ2Ｃ、5－ＨＴ2Ａ、5－ＨＴ3）をブロックするため、セロトニン5－ＨＴ1Ａ受容体への刺激を選択的

表6．おもな抗うつ薬

種別	一般名	主な商品名	後発品
SSRI	パロキセチン	パキシル	
	フルボキサミン	デプロメール ルボックス	
	セルトラリン	ジェイゾロフト	
SNRI	ミルナシプラン	トレドミン	
NaSSA	ミルタザピン	リフレックス レメロン	
三環系	アミトリプチリン	トリプタノール アミプリン ノーマルン	
	イミプラミン	トフラニール イミドール	
	クロミプラミン	アナフラニール	
	アモキサピン	アモキサン	
四環系	マプロチリン	ルジオミール	クロンモリン ノイオミール マプロミール
	ミアンセリン	テトラミド	
	セチプチリン	テシプール	ビソプール
その他	トラゾドン	レスリン デジレル	アンデプレ

注）ヒロポン、リタリンなどの覚醒剤、中枢刺激剤は除く

a）SSRIの作用機序

：セロトニンの再取り込みを抑えて神経と神経の間のセロトニンを増やす

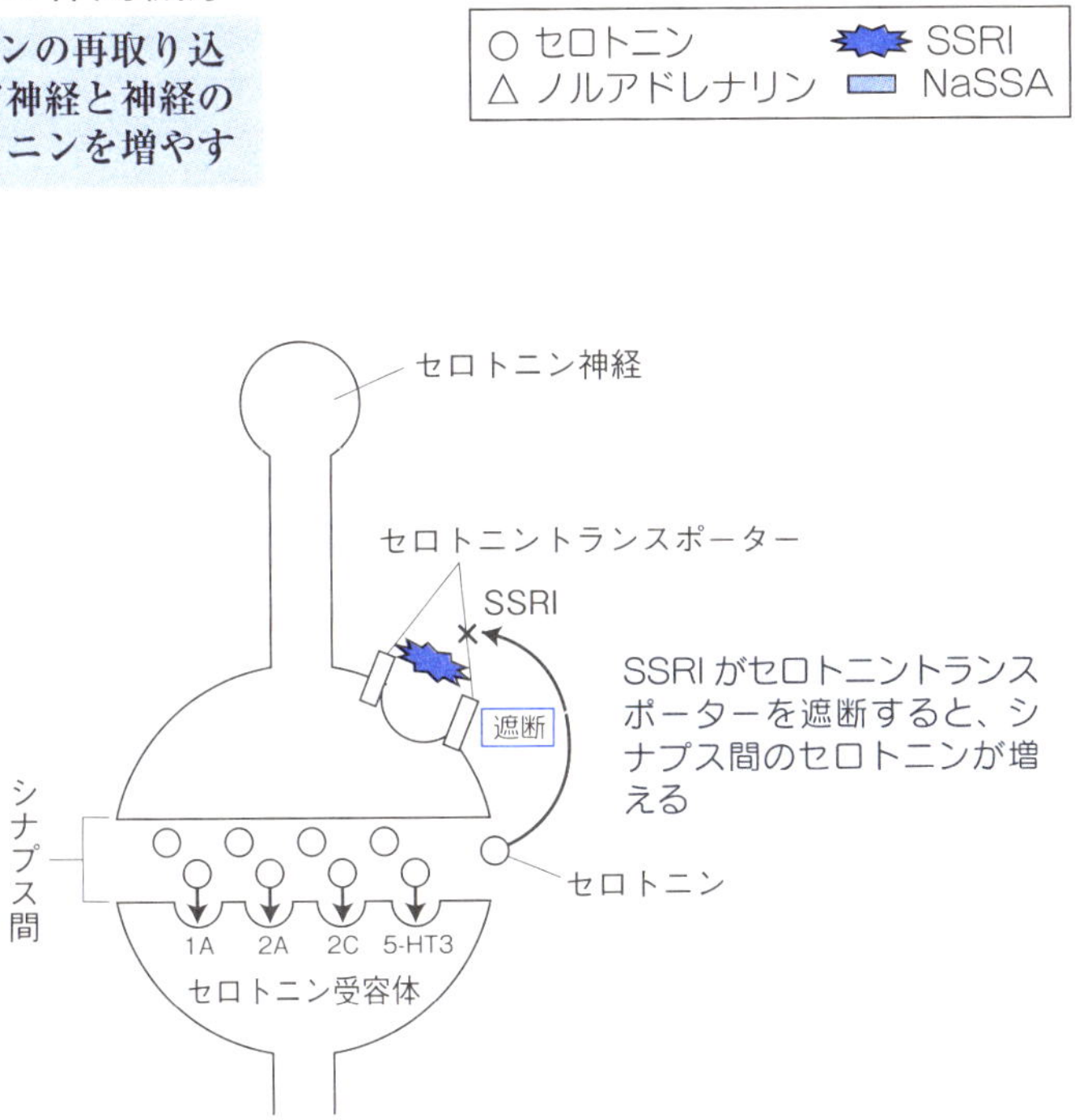

図4．抗うつ薬の作用機序

b）NaSSA の作用機序

：セロトニンの放出自体を増やして神経間のセロトニンを増やすとともに、余計な副作用を起こすセロトニン受容体はブロックして、抗うつ作用（セロトニン１Ａ受容体）のみを増強する。

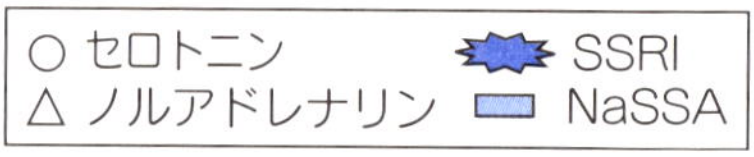
○ セロトニン
△ ノルアドレナリン
SSRI
NaSSA

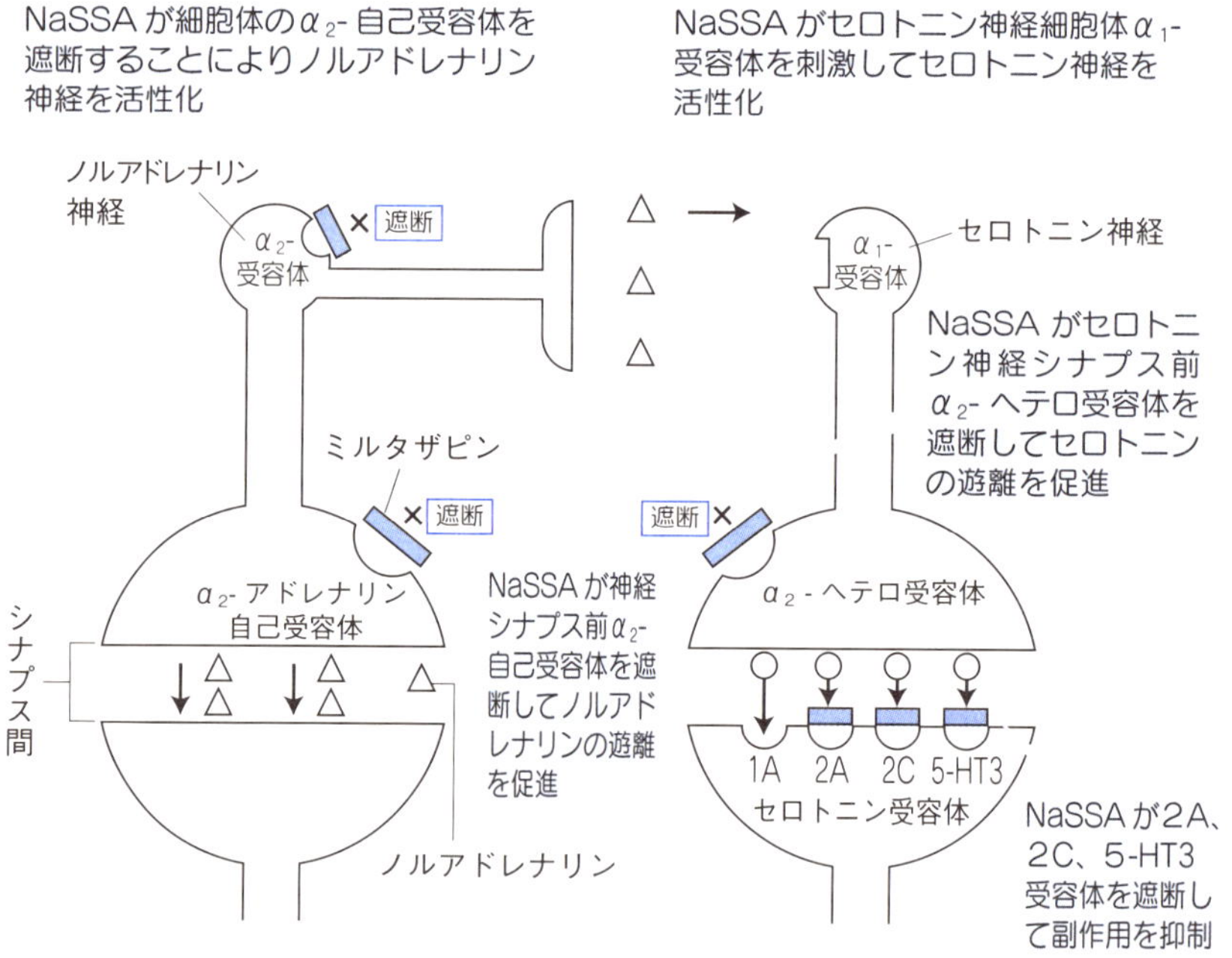
NaSSA が細胞体の α_2- 自己受容体を遮断することによりノルアドレナリン神経を活性化
NaSSA がセロトニン神経細胞体 α_1- 受容体を刺激してセロトニン神経を活性化
ノルアドレナリン神経
α_2- 受容体
遮断
セロトニン神経
α_1- 受容体
NaSSA がセロトニン神経シナプス前 α_2- ヘテロ受容体を遮断してセロトニンの遊離を促進
ミルタザピン
遮断
遮断
α_2- アドレナリン自己受容体
NaSSA が神経シナプス前 α_2- 自己受容体を遮断してノルアドレナリンの遊離を促進
α_2 - ヘテロ受容体
シナプス間
1A 2A 2C 5-HT3
セロトニン受容体
ノルアドレナリン
NaSSA が 2A、2C、5-HT3 受容体を遮断して副作用を抑制

図４．抗うつ薬の作用機序

に増強し、不安・焦燥や下痢や嘔吐などの消化器症状、および性機能障害といったSSRIでよく見られる副作用を出さないで抗うつ作用を発揮する作用機序をもっています（図4-b）。

とくにセロトニンについては、①セロトニン5-HT3受容体をブロックすることで下痢や嘔吐を抑え、②アドレナリンα_2ヘテロ受容体をブロックしてセロトニン放出を促進し、セロトニン5-HT1A受容体を刺激し抗うつ作用を発揮して、③セロトニン5-HT2Aおよび2C受容体をブロックすることで性機能障害と不安焦燥を出にくくする、といわれています。

6 躁うつ病における気分安定剤と抗うつ薬の併用について

躁うつ病の治療の基本は、気分安定剤の処方です。あくまでそれを前提に、気分安定剤とSSRIあるいはSNRIといった抗うつ薬との併用について私見を述べます。

たとえば躁うつ病の患者さんが、炭酸リチウムを基本に薬物療法を続けてきて、ある程度気分の波が落ち着いてきたとします。しかし本人としては「今ひとつ、うつ状態で余裕がない」、「意欲がわかない」、「眠れない日がたまにある」、「翌日だるくてつらい」という状態だったとします。このような場合に、抗うつ薬が必要かどうかです。

私が思うに、気分安定剤で不安定だった気分の波が小さくなった、あるいは不機嫌に高揚していた気分が落ち着いてきたが、「やる気が出ない、つらい」という状況でも、安易に抗うつ薬を併用すべきでないと考えます。まずは日常生活でのアドバイスをしたうえで、様子を見ることをおすすめします。

私なら「ひとつの仕事内容にこだわらないで、

いくつかの目標を立てて、やりやすいものから短期集中で断続的にやっていったらどうですか？あるいはいくつかのことを同時進行で〝ながら族〟的にやったらどうですか？」と束縛のないやり方で、自由度が増すようにアドバイスします。つまり、日々の生活のなかで躁うつ病の患者さんが余裕をもてるように、あるいは「型にはめられて窮屈だ」と感じることがないように過ごせるようすすめてみます。そうして様子を見ながら、どうしてもうつ状態がひどい場合には、やむを得ずＳＳＲＩを使うこともあります。

ただし、ＳＳＲＩ、ＳＮＲＩや三環系抗うつ薬は、うつ病ではたしかに有効性が認められていますが、躁うつ病のうつ状態に対する有効性ははっきりとは認められていません。

躁うつ病の場合は、あくまで気分安定剤を基盤にし、抗うつ薬はその補助薬として上乗せして使用する程度のものです。そして炭酸リチウムに抗うつ薬を上乗せする場合、薬物間の相互作用のため、抗うつ作用が増強されるといわれているので、基本的に抗うつ薬の大量投与は必要ありません。

7 うつ病と躁うつ病の薬物治療の違い

●うつ病の薬物療法

躁うつ病での第一選択薬が気分安定剤であるのに対して、うつ病での第一選択薬はＳＳＲＩを中心とする抗うつ薬です。ここでは、うつ病に用いられる中心的な薬物（躁うつ病には使ってはいけない）抗うつ薬について、またそのほかの薬とともに補足的に説明します（表６）。

初発症状がうつ状態の患者さんには、通常、ＳＳＲＩのパロキセチン（パキシル）、フルボキサミン（ルボックス、デプロメール）、セルトラリン（ジェイゾロフト）のいずれかが処方されるでしょう。飲みはじめて比較的早い時期に、「下痢がひどくなった」、「吐き気がする」、「頭痛がひどい」といった訴えが患者さんから出た場合、患者さんと薬との相性が良くないと判断し、同じ系統の別の薬に変えて様子を見る場合があります。

この原因については、薬物代謝酵素の代謝能の個人差が原因となることもあります。たとえば、アルコールを代謝する酵素のひとつであるALDH2が弱い人は、1杯のお酒でも顔が赤くなり、吐き気や頭痛があらわれるのと同じです。また、薬が体質に合わないことがあるということも、たしかにあります。それでも、この時点で処方する抗うつ薬は、基本的には1種類にするべきです。

その処方で1～2カ月様子を見て、うつが治らない、余計悪くなっている場合には、たとえばパキシルからルボックスに変更するといった具合に、系統の違う薬を使うことが多いようです。SSRIからSNRIのミルナシプラン（トレドミン）などに変えるのも、その一例です。そのほか、三環系抗うつ薬のアミトリプチリン、イミプラミン、クロミプラミンや、スルピリド（ドグマチール、ベタマックなど）もその次の選択肢に考えられます。

うつ病の不安症状、パニック発作や理由のない漠然とした激しい不安には、強迫症状にも有効とされるSSRI、もしくはほかのアルプラゾラムやブロマゼパムなどの抗不安薬などを使うことがあります。躁うつ病とは違い、うつ病ではこのような薬の使い方もやむを得ないと思います。

躁うつ病の薬物治療

躁うつ病では、基本的に抗不安薬は気分の波を大きくしてしまい、かえって不安定になるので逆効果です。また、うつ病相のイライラ時には、定型抗精神病薬のレボメプロマジン（レボトミン）が頓服としてよく使われます。しかし、躁うつ病のイライラ時には、幼児的な言動になり、べたべた甘えるような退行傾向があらわれることが指摘されています。そのようなときは、非定型抗精神病薬のオランザピン（ジプレキサ）やゾテピン（ロドピン）がおすすめです。

　このようにして、うつ病の経過を見ているうちに、もし先述のかくれ躁うつ病を疑う躁症状が見つかれば、躁うつ病に極性診断変更を行うべきです（表3）。また、難治性のうつ病や、多少良くなったように見えてもすぐ再発するような遷延化したうつ病の場合も、「かくれ躁うつ病」ではないかとよく注意し、経過を観察することが重要です。

8 薬物治療以外の治療法

●電気けいれん療法（ECT：Electro Convulsive Therapy）

おもに重度のうつ病患者さんに対して行われてきた、頭部に電気を通す治療法です（「電気ショック」などという呼び方もあるようで、これが患者さんに怖いイメージを抱かせたりするようです）。

　この電気刺激によって、脳・神経系の細胞に神経伝達物質レベルで活動に変化をもたらし、症状を改善しようというものです。即効性があるといわれていますが、全身のけいれんを誘発するので、麻酔科医による全身麻酔や全身管理化のもとで行われるのが普通です。

　通常週2～3回の割合で3～4週間続けるの

が、一般的なパターンです。医療機関によっては、うつ病、躁うつ病、統合失調症に対する治療として行われています。

●心理教育も兼ねた精神療法

一般の精神科外来や心療内科の外来では、10分前後の診察時間しかとれません。ですから、次のような手順で診察が行われると思います。

①医師は患者さんから症状を聞く
②患者さん自身も、現在の自分の病状を確認したうえで、医師から日常生活のアドバイスを受ける
③医師は、患者さんが規則正しい服薬をしているかどうかを確認し、していなければその継続をすすめる
④患者さんの副作用などのチェックをしながら、次の処方を出す

これも簡易ではありますが、一連の精神療法です。それに加えて、次のことも大切になってきます。

＊患者さんやご家族に、病気の実態をよく理解してもらう
＊患者さんやご家族に、薬の効果や副作用の説明を行う
＊患者さんやご家族に、病気との向き合い方や対処の心構えを確認してもらい、そのサポートを行ってもらう
＊外来だけでなく、家族用ミーティングや、デイケアのプログラムを活用し、患者さん同士のグループミーティングを行う

このようにして、患者さんやそのご家族の、病気や将来的なことに対する不安を少しでも軽減し、病気を乗り越えていく勇気をもってもらいます。

これが心理教育も兼ねた精神療法です。

ストレスが躁うつ病の引き金や、憂うつや不安

の憎悪因子になることから、ストレスを事前に予測したり、それを軽減する対処方法を工夫するとも、心理教育で行われます。躁うつ病も患者会、家族会といった、同じ病気を患っている人たちのコミュニティが、徐々に立ち上がってきていますので、活用してみるのもいいかと思います。

ただし、後で述べる認知行動療法のように、臨床心理士などの心理学の専門家が行う精神療法は、ここで述べた精神療法とは少し趣旨が異なります。

9 うつ治療には認知行動療法が有効

●軽度のうつには薬物療法よりも認知行動療法を優先

2009年3月に放送されたテレビ番組「NHKスペシャル うつ病治療　常識が変わる」で紹介されていましたが、イギリスでは2002年に認知行動療法が公的保険の適用対象になる医療制度がはじまりました（日本でも2010年度診療報酬改定により健康保険適用となりました）。

番組の冒頭で、「うつ病の治療を何年にもわたって受けているが、成果が出ない」あるいは「薬物の処方がなされてるが、症状が悪化しているケースがかなりある」ことなどが指摘されていました。このような患者さんには、認知行動療法が有効だと注目されているそうです。また、認知行動療法と抗うつ薬との併用で、うつ病の再発率もかなり減ってきているようです。

諸外国では、軽度のうつ病にはまずは認知行動療法をすすめているようです。私自身診断をする際にも、うつ状態の初発症状では、「かくれ躁うつ病」ではないかどうか鑑別し、単極性のうつ病だったとしても、本当に抗うつ薬が必要かどうかを判定するために、まず認知行動療法を先に受けるのが望ましいと考えています。つまり、薬の投与は認知行動療法のあとでもいいのではないかと思うのです。抗うつ薬ＳＳＲＩが発売されたと同時にうつ病の患者さんが増えた、自殺がかえって増えたといわれている原因も、ここにあるように思います。

●認知行動療法のあらまし

患者さんは、自分の憂うつな気分の原因がわからないまま、ストレスを溜め込んでしまうので、ますますうつがひどくなります。自分にははっきりとわからない漠然としている憂うつ、不安、ストレスが、気分をさらに落ち込ませているのです。そこで、臨床心理士などの心理療法専門のスタッフと面接し、患者さんが自分の本当の気持ちを把握し、憂うつになる原因はなにで、そんなときはどう対処したらいいのか、を認識させることで、うつを克服していくのです。

患者さんは、自分の抱えている問題を指し示し、マイナス思考の感情の出所をつきとめて、どうすればその感情が和らぐのかを工夫し、それらをノートに書き記して反復し、自分で自分に言い聞かせながら治療訓練をしていくのです。

番組のなかで取り上げた、ある男性患者さんとカウンセラーとの会話は、おおよそ次のようなものでした。

カウンセラー：どんなときにつらいと感じますか？

患者：将来のことを考えると不安で……。

＊以下、患者が具体的にどういった状況で、どういう気分になるかを聞き出す

カウンセラー：もう少し詳しく話してくれますか？

患者：今週は最悪です……。別れた妻が、私と子どもを会わせないようにするのです。

カウンセラー：ほかにどんなことを感じていますか？

患者：娘が愛しいです。

カウンセラー：親として、できるだけのことをしてあげたいのですね？

患者：それなのに、別れた妻は再婚して、新しい父親を作ろうとしているのかもしれない。

カウンセラー：それについてどう感じますか？

患者：……彼女は頭がおかしいんです！　そんなことをしようとするなんて！

カウンセラー：質問の答えになっていませんね？

＊患者の話をさえぎって、本当の気持ちを誘導する

患者：無気力で、憂うつな感じになります。（患者の気分）

カウンセラー：娘さんに会えなくなるかもしれないのが、つらいのですか？

患者：そう思うとつらいです。まったく気力がなくなります。

カウンセラー：将来、娘さんに会えなくなるかもしれないと思うと、憂うつになるのですね？

患者：そうです。娘に会えなくなるかと思うととても心配で、不安になり落ち込みます。

カウンセラー：仮に、もとの奥様が再婚したら、娘さんに会えなくなるかもしれないと思い、あなたが落ち込むことはもっともです。

（＊自動思考∧負のイメージ∧認知の歪み）

でも、実際にはこれまでも毎回会えているのでしょう？

（＊負の悪循環を指摘）

患者：そうです。毎回会えています。

カウンセラー：実際に今でも会えていますよね。そう考えると、少しは気分が楽になるのではないですか？

＊〝別の考え〟を誘導し確認している

患者：そうですね、そう思えば少しは気が楽になります。娘と会えなくなるかもしれないという不安が、憂うつになる原因でした。娘には父親としてできる限りのことをしてやりたいです。

＊患者は、負のイメージが憂うつな気分の原因であることを認知し、〝別の考え〟で気分が少し楽になることに気づく

この患者さんの場合、「子どもと会えなくなるのではないかと心配で、そう考えると不安がつのって憂うつになってくる」というように、自らの感情をきちんと把握し、漠然とした不安や憂うつの原因を本人がきちんと認識することで、自分の考え方を前向きに変えていき、症状を改善してい

こうとしています。これが認知行動療法の基本です。

患者さんはこのようなカウンセラーとのやりとりを、一連の流れとして紙に書いてまとめておき、不安や憂うつにさいなまれたときは、考え方の修正をするために、紙を見ながら反復練習をします。

肝心なことは、そのときの患者さんの考え方やイメージが、そのときの患者さんの気分を決めるので、事態の受け止め方や思考回路を修正していく工夫をすれば、違った気持ちになるということです。

うつ状態のときには、嫌なこと、後ろ向きで悲観的な考えばかりが思い浮かんできます。これらがうつの症状だと認識したうえで、もっと違う考え方ができることや、前向きに考えられるようになるよう、カウンセリングを通して練習していくのが、認知行動療法です。

このカウンセリングは、従来の患者さんの話を一方的に聞くものではなく、ときには話をさえぎって、突っ込んで聞いてくるようなカウンセリングです。

日本におけるカウンセリング療法の実情

日本の心理療法士の行う認知行動療法のカウンセリング治療はこれまで、ほとんどの場合保険適用外でした。医師以外の専門家が行うカウンセリング治療は、心理療法士（臨床心理士や医療心理士、そのほかの心理専門家）の資格が国家資格でないため、保険診療の対象にならず保険適用外となり、1時間数千円くらいかかっていました。

日本の精神科や心療内科の医師が、どうしてもっとカウンセリングを積極的に行わないかといえば、長時間カウンセリングしても診療報酬が上がらない（失礼ないい方ですが、儲からない）ので、どうしても積極的に行えなかったからです。

つまり、1時間で5人の患者さんを薬物療法と簡易な精神療法のみで診察したら、5人分の診療報酬が得られるのに対し、カウンセリングに1時間かけて1人の患者さんを診察したら、1人分しか診療報酬が得られず、収益が5分の1となってしまいます。これでは、普通のクリニックは経営していけません。医師が患者さんと話したくても十分時間が取れないのが、日本の精神医療現場の実情なのです。

私見ですが、現在日本でこの認知行動療法を行える専門の心理カウンセラーが、イギリスのように国家をあげて養成されていない以上、日本では現在活躍している精神保健福祉士（PSW）という国家資格者に研修を積ませて、デイケアなどの保険診療プログラムで認知行動療法をすればいいのではないでしょうか（2010年度診療報酬の改定により、保険適用となりました）。

第7章で、詳しく述べていますが、うつ症状に対する認知行動療法の治療効果を評価して、保険診療の範囲内で認知行動療法のようなカウンセリングを、デイケアのグループミーティングで行う医療施設も徐々に出てきているようです。

なかには不安障害の治療で有名な、軽作業や運動を取り入れた「森田療法」や、陶芸などを取り入れた「芸術療法」、エクササイズを取り入れた「運動療法」、あるいは「音楽療法」などをミックスしたグループミーティングなどを取り入れて、認知行動療法を含むプログラムを行う医療施設もあるようです。

患者さん同士がミーティングで、お互いに自分の病気に関して感じたことを話し合ったりしているうちに、本当の自分の気持ちを把握したり、体を動かすことによって自律神経を活性化し、意欲を引き立てるといった趣旨です。また、「アニマルセラピー」も、憂うつや孤独感の出どころを認知した患者さんを受動的に勇気づける一助として、ときには有効であると思います。

ただ、認知行動療法はうつ病の治療としては非常に有効性が認められているのですが、躁うつ病の治療にそのまま同様に当てはめて考えることができるのか、まだはっきりしないところもあります。少なくとも躁状態のときには導入自体が無理で、治療にはなりません。もともと躁うつ病の患者さんは、病前性格として「内省が苦手」だと指摘されています。躁うつ病の患者さんは、他人のことは気になるし、よく見えているのですが、自分の心の内《うち》を言語化して振り返るのが苦手で、場合によっては余計にイライラしてくることもあるのではないかと思います。

AD/HD（注意欠陥/多動性障害）、学習障害、アスペルガー障害を含む発達障害やパーソナリティ障害の患者さんも、認知行動療法の導入は困難な場合が多いようです。いずれにせよ、個人差もあることなので、結論は急がず今後の成果に期待したいところです。

10 再発を防ぎ、周囲の人を巻き込まないために

●症状を改善するために必要なこと

躁うつ病は、正確な診断のもと、気分安定剤を基本にした薬物療法によって、症状が良くなる患者さんが多いと思います。

薬物療法に加えて、月に1～2度通院していただき、規則正しく服薬を継続する必要性や、気のもち方を医師にアドバイスされ、自分で病気をうまくコントロールしていく患者さんも多いようです。

このような患者さんは、ちょっとした調子の変化にも主治医に相談し、大きな再発を防ぐことができているようです。この場合、患者さんは自分自身をコントロールして、病気になりやすい（波

が大きくなりやすい）気質と、うまく付き合っているといえます。

その一方で、なかなか気分がうまく安定しない患者さんもいます。

・極性診断変更が行われていないため、適切でない治療薬を処方されている
・病気を受け入れたくないという理由で、服薬をきちんと行わない
・規則正しい服薬を継続せず、一時的に調子が良くなると、勝手に治療を中断してしまい、再発をくりかえす
・もともと気分安定剤の効きが悪く、抗精神病薬などを併用しても、なかなか安定しない

それでも根気強く治療を続ければ、時間はかかるかもしれませんが、なんとか気分は安定していくと思います。しかし現実は、なかなかそういう方向に向かってくれない患者さんも大勢いるのです。

症状が増悪し、仕事や家族を失うことも

このように、自分の病気に気がついていない、あるいは向き合おうとしない患者さん、難治性の患者さん、あるいは再発をくりかえす患者さんは、再発や増悪をくりかえしていくうちに、症状はますます泥沼化し、周囲から孤立してしまいます。職場の仲間や友人が離れていってしまい、仕事を失ってしまうという悲劇的な結末が待っていることも多々あるようです。

このような状態に陥った患者さんは、自暴自棄《じぼうじき》になり、病気の衝動性や思考の歪みなども加わって、取り返しのつかないこと――犯罪や自殺など――を起こしかねません。

その際、患者さん本人はもちろんもがき苦しみますが、なんとか当人を助けようとする周囲の人たち（とくに家族）が振り回されてしまい、患者さんのために苦しい思いをし、どんどん消耗して

いき、やがてみんな離れていき、家庭崩壊してしまうこともあるでしょう。これはまさに、周囲を巻き込む悲劇です。

こういった悲劇が起きないようにするためにも、患者さんおよびご家族や周囲の方々に、躁うつ病の正しい理解と、病気への向き合い方を知っていただきたいと、私は切に願っているのです。

11 躁うつ病と境界性パーソナリティ障害との鑑別方法

●「リストカット＝境界性パーソナリティ障害」という方程式のような診断は間違い

最近「リストカットが止まらない」といって精神科や心療内科の外来を訪れる患者さんが、あとを絶ちません。このような症例の診断で一番安易なものが「人格障害を基盤にした神経症圏内の病気」という見立てです。

人格障害（以下、パーソナリティ障害とする）のなかでもとくに、リストカットなどの自傷行為は「境界性パーソナリティ障害（境界例）」が疑われやすいようです。しかし、この境界性パーソナリティ障害という診断名がつけられている患者さんが、最近あまりにも多いように思います。境界性パーソナリティ障害の患者さんは、本当に増えているのでしょうか？

あくまで私見ですが、境界性パーソナリティ障害を疑われる患者さんのなかには、躁うつ病のエピソードで説明できる患者さん、つまり、かくれ躁うつ病の患者さんが、かなりの割合で含まれているのではないかと思うのです。

では、境界性パーソナリティ障害とはどういう病気なのでしょうか？　DSM-Ⅳによると境界性パーソナリティ障害とは、「対人関係、自己像、感情の不安定、および著《いちじる》しい衝動性を特徴としている」もので、パーソナリティ障害のうち、境界性パーソナリティ障害はかなりの割合を占め、それ以外のパーソナリティ障害の特徴のほとんどを備えているといわれています。

誤解を恐れずひと言でいってしまえば、「うつ病、躁うつ病とよく似た症状を示しているように見えるが、本当の病気ではなく、そういうパーソナリティの人」です。

たとえば、

・大事な人から見捨てられるのではないかという強烈な不安におそわれ、暴走気味に行動する（ストーカー行為、過剰な食事制限など）

・情緒のみならず人間関係も不安定で長続きしない（他人に対する評価が激変する――敵か味方かはっきりさせないと非常に不安で、曖昧なままにしておけない）

・不機嫌で衝動性が強く、それが自分に向かい自己破壊的になる（自傷行為、薬物乱用など）、衝動を制御できない（病的なまでの賭博・風俗通いなど）

といったところでしょうか。

表7にＤＳＭ-Ⅳ-ＴＲの境界性パーソナリティ障害の診断基準を示します。

パーソナリティ障害は病気ではなく、彼らが「普通に」生きているその「普通」が、いわゆる世間一般の常識とかけ離れているというものです。したがってパーソナリティ障害は、刑法39条「心神喪失者の行為はこれを罰せず、心神耗弱者の行為はその刑を減軽する」には当たらず、罪を犯せば責任能力は問われます（精神障害である統合失調症の幻覚妄想状態、てんかんのもうろうとした状態、躁うつ病の躁状態における興奮錯乱状態などの重い症状があるときは、「心神喪失」「心身耗弱」が該当する可能性があります）。

また、ＩＣＤ-10では境界性パーソナリティ障

表7．DSM-Ⅳ-TRの境界性パーソナリティ障害の診断基準（一部改変）

対人関係、自己像、感情の不安定、および著しい衝動性の広範な様式で、成人期早期にはじまり、種々の状況で明らかになる。以下のうち5つ以上で示される。
（1）現実に、または想像のなかで、見捨てられることを避けようとする異常な努力
（2）理想化とこき下ろしとの両極端を揺れ動くことで特徴づけられる不安定で激しい対人関係
（3）同一性障害：著明で持続的な不安定な自己像または自己感
（4）自己を傷つける可能性のある衝動性で少なくとも2つの領域に渡るもの（浪費、性行為、物質乱用、無謀な運転、無茶食いなど）
（5）自殺の行動：そぶり、脅し、自傷行為のくりかえし
（6）顕著な気分反応性による感情不安定性（2～3時間持続し2～3日以上は持続しない、エピソード的に起こる強い不快気分、イライラ、不安など）
（7）慢性的空虚感
（8）不適切で激しい怒り、あるいは怒りの制御の困難さ（しばしばかんしゃくを起こす、いつも怒っている、けんかをくりかえすなど）
（9）一過性のストレス関連性の妄想様観念または解離性症状

害のことを次のように表現しています。

「情緒不安定ないくつかの特徴が存在し、それに加え、患者さん自身の自己像、目的、および内的な選択（性的なものも含む）がしばしば不明瞭であったり、混乱している。通常絶えず空虚感がある。激しく不安定な対人関係に入り込んでいく傾向のため、感情的な危機がくりかえされ、自暴自棄を避けるための過度な努力と連続する自殺の脅しや自傷行為を伴うことがある」。

このように、境界性パーソナリティ障害の特徴や症状のうちのいくつかが、表面的には躁うつ病の「不安定な気分からリストカットする」、「食べ吐きが止められない」、「不機嫌で不安定な状態（些細なことでキレる）」、「アルコール・薬物乱用、ギャンブル依存が止まらない」といった症状と重なるので、本当は躁うつ病なのに、境界性パーソナリティ障害に間違えられることも少なくないのです。

躁うつ病の不機嫌な躁状態・混合状態は、境界性パーソナリティ障害と似た症状を呈することも

臨床精神医学の至高のおひとりである神田橋條治先生は、以前、次のような指摘をされていました。

「もともと躁うつの波が大きい人が、突発的に不安症状を訴えて、マイナー・トランキライザー（抗不安薬）を処方されて服用すると、大方は1年以内に手首を切ることになる。つまり不適切に使用した場合の抗不安薬は、人格障害様症状を作る妙薬だ」（臨床精神医学 34: 471-486, 2005）。

ここで神田橋先生がいわんとしていることを、私なりに解釈してみると、

「躁うつ病の患者さんでは、不安症状に対する抗不安薬は、あくまで期限限定か頓服で使うならいいが、1年以上抗不安薬を使って量や種類が増

えていくと、躁うつの波が余計に大きくなったり（不機嫌な高揚感）、躁とうつが入り乱れる混合状態になり、気分がますます不安定になる。その結果、易怒性《いどせい》や衝動性が増し、リストカットや食べ吐きが止まらなくなる。これが人格障害によく似た症状に見える」ということです。

抗不安薬はそもそも依存性が強く、初めは口当たりもいいので、患者さんから「もっと薬を増やしてください、薬を多めに持っていないと不安です」といった訴えが出ます。しかしそれは正しい処方とはいえません。

では、こういった躁うつ病の不安症状に、どの薬を使うのが適切かというと、メジャー・トランキライザー（抗精神病薬）だと私は考えます（これなら、服用した次の日、体は多少ぐったりするかもしれませんが、不安からくる怒りやイライラが消えます）。

私のおすすめの頓服は、不安・焦燥や怒り・興奮には、レボメプロマジン5㎎を4分の1に割ったものです。それでも興奮が沈静しなければ、ゾテピン25㎎を4分の1、不安からくる被害妄想や罪業（自分を責める）・妄想には、オランザピン5㎎を4分の1に割ったものです。これらの抗精神病薬は依存性がないので、処方した患者さんから「不安がなくならないので、もっと薬を増やしてください」といわれたことが一度もありません。

このような処方は、最近の臨床現場でも徐々に浸透してきています。私もパーソナリティ障害のような症状がある患者さんを診て、いろいろとお話を聞いていくうちに、躁うつ病のエピソードで説明できるなと思うと、抗不安薬をできるだけ抜いて、不安症状には抗精神病薬を飲んでもらうようにしています。アルコールやそのほかの中枢刺激剤といわれる、いわゆる〝薬物〟は、当然のことながら、抗不安薬と同様に禁止しています。

少し専門的な話になりますが、境界性パーソナリティ障害と躁うつ病を鑑別するためには、まずは「躁うつの波をいたずらに大きくしている抗不安薬や抗うつ薬を、無防備に多種類、大量に飲んでいないか」を聞きだすことが重要です。もし抗不安薬の不適切な服用があり、それらの薬を減量すると、リストカットや食べ吐きなどの症状が徐々におさまってくるようなら、躁うつ病の可能性が高いと考えます。

また、「他人から見捨てられないかという激しい不安がないか、それによって暴走していないか」といったエピソードを患者さんがもっていないかを聞き出します。もしそのような傾向が強ければ、境界性パーソナリティ障害の可能性が高いと疑います（ちなみに、境界性パーソナリティ障害の場合、治療者と患者さんとの信頼関係の構築が非常に不安定で、同じ主治医の治療が長く続かないことが多いようです。その時点で専門家には、「共感性があり、人当たりのいい人が多い」躁うつ病の患者さんとは違うのではないか、と気づく場合があります）。

いずれにせよ、境界性パーソナリティ障害は、薬物治療を行っても無効（難治性）である場合がほとんどです。一方躁うつ病は、正しい治療を受けることで、気分の波がだんだん小さくなるとともに、自傷行為や摂食障害なども少なくなり、症状がかなり良くなる患者さんが多いと感じます。

12 かくれ躁うつ病の症例

これまで述べてきたように、依存症などほかの障害や病気を合併したかくれ躁うつ病のケースを、具体的に説明します。

ケース4

アルコール依存、借金と家族への暴力と暴言（40代男性・無職）

妹夫婦に付き添われて来院したDさん。「アルコールが止められない、怒りっぽくなった、その怒りが尋常ではない」と、連れてきた妹が説明した。

Dさんには、離婚歴がある。精神科・心療内科の既往歴、通院歴はない。Dさん自身は自分が病気であるという自覚はなく「それほどひどくはないけれど、妹が病院に行けというから来ました」という。妹の話によると、お酒を5合から1升くらい、ここ数カ月毎日飲んでいて、仕事は知り合いの会社を手伝っていたが、今は全然行っていないという。また、同居している年老いた両親を怒鳴《どな》りつけたり、物を投げつけたりするので、両親が怖がっていて、一緒に家にいたくないとのこと。

その件について本人は「親のことを心配するあまり、軽く注意するつもりが、つい大声になってしまっただけです」と、さほど悪いことをしたとは思っていない様子だ。しかし、事情を説明する妹を、時々イライラした様子でにらみつけていた。落ち着かない状態で不穏状態とも見受けられるので、飲酒を止めさせるためにも、任意入院するようDさんを説得し、即日入院となった。

断酒薬のシアナマイドを定期的に処方し、アルコール離脱症状が出たときには抗精神病薬レボメプロマジン（25㎎）を頓服で処方し、様子を見ていたが、せん妄や幻覚などの離脱症状はあらわれず数週間が経った。内科の検査で、C型肝炎ウイルスのキャリアであることと、肝硬変が進行していることが判明した。

入院中のDさんから、「サラ金に150万円ほど借金があるから、それを返す算段をするために、早く退院させてほしい」という訴えがあった。借金の内容は、お酒と風俗であるという。さらに、以前は妻子がいたが、今は離婚して行方がわからない状態だという。Dさんがいうには些細なことで自分がキレて暴言を吐き、暴力をふるったりしたことで、妻子が家を出て行ったという。離婚後はさらに気分が荒れだしたという。

もともとDさんは気分屋で、高校時代から機嫌の移り変わりが激しく、喧嘩っぱやく、周囲とのトラブルが絶えなかったという。いまだに気分の浮き沈みが激しく、すぐカッとなったりしてしまう。そこで主治医が「あなたは躁うつ病の疑いがあるようなので、気分安定剤を飲んでみませんか？」と説明し、Dさんの炭酸リチウムの服薬がはじまった。

数週間後、Dさんの表情は穏やかになり、院内のスタッフとも気さくに話をするようになった。またほかの患者さんを気遣ったり、世話をしたりするようになった。その後、退院してからも飲酒は中断したままで、アルバイトながらも復職を果たし、現在は徐々に社会復帰を目指している。

あるとき妹が外来に同伴し、「兄は今は問題もなく過ごしているようです。アルコール依存や暴力などの問題の原因がわかり、安心しました。躁うつ病が根本の原因だったのですね。私も両親も、それまではなにがなんだかわからず、ただただ兄におびえ、振り回されていましたが、今はようやく落ち着いて生活できています」という。Dさんも「自分の気持ちが大分落ち着いてきて、理性でコントロールできるようになった」といっている。

この症例のポイント

この症例のDさんも、本来は人がよくて憎めない性格の方だったのでしょう。もともと躁うつ病の患者さんは、協調性はないものの同調性はあり、話してみれば気のいい人が多いようです。サービス精神も旺盛で、人の手助けをして他人に喜んでもらいたいという傾向があるようです。

しかし気分の波が大きくなっていると、些細なことで怒ったり、アルコール依存や買い物、風俗といった遊びにブレーキが利かなくなるようです。

患者さんのご家族は、なぜこういう状態になってしまったのか、訳がわからず困惑し、振り回されます。そして患者さん自身も、自覚があまりないまま仕事も家族も失っていくケースが多々見られます。Dさんも、もっと早く躁うつ病の治療を開始していれば、離婚を回避できたかもしれません。

ケース5

リストカット、摂食障害、買い物依存症（20代女性・会社員）

職場の女性上司に付き添われて来院したEさん。上司がいうには「最近元気がなく、仕事もあまり手につかない状態なので、診察を受けてから、しばらく休職させたい」とのこと。Eさん自身も「夜眠れない、体がだるい」といった身体症状に加え、「意欲がわかない、集中力が出ない」といい、「今までなら5分くらいでテキパキと片付けていた用事が、今では1時間くらいかかってしまう」という。

Eさんは、1カ月ほど前から心療内科にかかっていて、うつ病と診断されていた。ミルナシプランとフルボキサミンという抗うつ薬2種類を出されたが、全然状態が良くならないので当院を受診したという。

まずは、抗うつ薬パキシル20㎎を1日1回夕方に処方し、睡眠導入剤のアモバンも処方し、様子を見ることにした。治療に専念するために、仕事はしばらく休職した。数週間後の診察で、Eさんはだいぶ気分が良くなってきたといい、表情も元気そうになった。

しかしさらに数週間後、「友人と旅行に行ってきて疲れました」と訴えた。主治医が「あまり無理をしないようにしましょう」というと、「リハビリとして体を動かしただけでとても疲れた。ぐったりしています」といい、少し抑うつ気分が強くなったような印象を受けた。

さらに「最近食欲が出すぎて、何度か大食いしてしまったので、その度《たび》に自分で吐いてしまった」と摂食障害を訴え、腕にはリストカットの痕が見られた。「イライラして、気がついたら切ってしまっていた」とEさんはいう。

主治医が「気分が不安定でイライラするのですか？　ちょっとしたことで怒りやすくなるのですか？」と聞くと、そんな感じだという。さらに「もしかして、なにかにのめりこんで癖になって止められなかったり、それがもとで借金をしてしまったりしていませんか？」と聞くと、「実は洋服などの買い物をしすぎて、50万円ほど貯金をくずしました」と答えた。

主治医は、摂食障害や借金は、躁うつ病のエピソードに当てはまる可能性が高いことをEさんに説明し、この時点で診断を「うつ病」から「躁うつ病」に変更した。治療薬も抗うつ薬から気分安定剤に変更し、炭酸リチウムを処方した。その後3カ月経った現在は、リストカットや摂食障害は見られず、イライラも軽減してきたという。会社にはリハビリ出勤している。

この症例のポイント

このケースでも見られるように、躁うつ病もたいてい初発はうつ状態です。抗うつ薬を処方され、一時的に状態が良くなったように見えても、その後再びうつがひどくなったり、気分が不安定な状態になると、リストカットや食べ吐きなどをします。これらの症状は、女性の患者さんに比較的多く見られます。

不機嫌な高揚感が出てくると、理性が働かなくなり、男性の場合はギャンブル、女性の場合は買い物などに依存することが多々あります（DさんやEさんのように、衝動制御の障害により、借金をしたり、相当額の貯金を切りくずすことがよくあります）。あるいはアルコールや薬物などの物質に依存することも多々あります。

くりかえしますが、少なくとも単極性のうつ病では、借金をしてまでギャンブルに依存することは考えられません。このような躁うつ病のエピソードを疑わせる症状が見られたら、積極的にうつ病から躁うつ病に極性診断変更し、治療も変更することが必要です。

ケース6

軽微な躁症状が見られ、うつ病から躁うつ病へ診断変更（40代男性・医師）

医療施設に勤務する40代男性のFさんは、学生時代から気分屋で、引越しが趣味。気分転換をかねて、1年に1度は引越しをしていた。

仕事はやり手で、学会でも活躍していたが、結婚して家を買ってから、抑うつ気分がひどくなってきた。

以前も急に体調を崩し、気分が落ち込んで1～2週間ほど仕事を休むことが2～3度あったが、とくに抗うつ薬を服薬することもなく軽快し、復職した。普段の仕事ぶりも芳《かんば》しく、周囲からの信頼も厚い人物であったので、うつのエピソードで欠勤歴があったものの、出世も早かった。
40歳を過ぎた頃から抑うつ気分がひどくなり、睡眠障害、全身倦怠感があらわれ、仕事を休みがちになった。今回の症状は、程度も期間も以前とは違っていたため、抗うつ薬を服用した。しかし2カ月経ってもうつ状態は改善せず、休職することになった。

この頃からFさんは、将来に対する不安や焦り、イライラがひどくなり、表情は険しくなり、些細なことでしばしば家族に当たったりした。昼夜逆転した生活リズムになり、急に「気分転換のため」と夜中に車を走らせ、遠出をすることもあった。またあるときは「今週末、東京まで外車を買いに行く」と言い出したが、2日後には「おっくうになった」と取り止めた。抗うつ薬は自分で調節して、維持量としてはやや多すぎる量を飲んでいた。

その後Fさんは、仕事復帰のため勤務先の病院の当直室に住み込むようになり、週に2〜3回半日だけ勤務する〝リハビリ出勤〟を続けた。抑うつ気分は、日によってひどくなったり軽くなったりと波が大きく、抑うつが軽いときには、本人は「調子が良くなった」といっていた。

主治医はFさんの症状から、抗うつ薬による躁転、もしくは双極Ⅱ型ではないかと考え、それまでの抗うつ薬を減量し、気分安定剤を主体とした処方に切り替えた。その結果、気分安定剤の炭酸リチウムにSSRIを少量上乗せする処方に変更した。

その2週間後くらいから、Fさんは徐々に気分の波が小さくなり、以前の〝殺気立ったうつ状態〟は改善されてきたように見える。Fさんは「まだ本調子ではない」というが、現在は週4日勤務ができるようになるまで回復している。

この症例のポイント

ケース⑤と同様、Fさんも初発はうつ状態だったため、うつ病と診断されていました。しかし、抗うつ薬による薬物治療の経過中に双極Ⅱ型を疑わせる軽微な躁の症状が見受けられたため、うつ病から躁うつ病へ極性診断変更しました。気分安定剤を基本にした治療に切り替えてからは、気分の波が小さくなり症状が徐々に改善しました。

このケースで躁うつ病を疑うポイントは「もともと気分屋」、軽微躁の「気分の波」、「些細なことでキレて家族に当たる」、「短絡的で投げやり」、「思いつき的な言動」などを伴う「不安・焦燥・イライラ」といったところでしょうか。

ただ、この「不安・焦燥」症状は、単なるうつ病の症状とみなされることも多いので、注意して見守ることが必要です。

ケース7　うつ病と診断されたが、実際は境界性パーソナリティ障害の女性（20代女性・学生）

老舗和菓子屋の一人娘であるGさんは、現在大学を休学している。もともとおとなしく、成績も悪くなかった。大学に入学して1年後、体調を崩し講義になかなか出られなくなり、留年してしまった。

　抑うつ気分がひどく、近くの心療内科を受診したところ、うつ病と診断され抗うつ薬を服薬したが、一向に良くならない。当初、両親は娘をいろいろ励ましていたが、そのうちGさん自身の焦りから、家族に隠れてリストカットをするようになった。

　主治医には「友だちもあまりいないし、いても結局は自分のことなど本気で心配してくれる人はいない。家族も同じだ」という。Gさんは、数少ない友人に昼夜かまわず電話をかけまくり、愚痴を言い続けたりして、友人から電話の着信を拒否されるようになってしまった。次第にリストカットの回数も増え、傷も激しくなっていった。両親とも口をきかなくなり、自室にこもるようになった。

　外来での態度も、はじめは主治医に対して「（表面的には）頼りにしている」といった風に、おとなしく話をしていたが、通院をはじめて2カ月もすると、実際には約束などしていないのに、「今度食事に連れて行ってくれるんでしょう？」となれなれしく甘えてきたりするため、「患者さんとはそういうことはできません」と断ると、「先生もやぶ医者だ。私のことをわかってくれていない！」と急に怒り出し、ドアをけって出て行ったり、「自分は周りの人たちのせいで人生が台無しになった！」というようになった。

　家族も彼女への対応に疲れてきて、母親がGさんに入院をすすめると「親なのに無責任だ！こうなったのもお前らのせいだ！」と罵倒して家具を壊したり、主治医の自宅兼診療所に夜中に押しかけて来て「私を転院させようとしているのか！」と詰め寄ったりした。

　Gさんのこれらの衝動的で暴力的な行為は「自分が周囲から見捨てられるのではないか」

という恐怖心から起こり、なんとか見捨てられまいとして抵抗しているように見受けられる。

つねに空虚感や絶望感を伴い、抑うつ的で不安定に移り変わる気分を呈している。

この症例のポイント

このような境界性パーソナリティ障害のケースも、やはり初発症状はうつ状態であることが多く、抗うつ薬は無効です。かえって衝動性が強まり、大量服薬や自殺の危険性もあるので、薬は処方しないほうがよいとされています。このような衝動性、攻撃性の強い行動の源は、境界性パーソナリティ障害特有の周りの人から見捨てられるのではないかという恐怖と、本当は見捨てられたくないというジレンマからくる、ドロドロとしたマグマの噴火のようなものだと考えられています。

治療は、カウンセリングによって本人の人格の歪みを気づかせ、安定化を図るしかないとされています。しかしながら、境界性パーソナリティ障害の患者さんは、治療が中断したり長期化することが多く、事故や自殺などの悲劇的な結果に行きつくケースもあります。

このケースでも、Gさんの病前性格は、「本来は共感性があり、外面《そとづら》がよい」躁うつ病患者さんのものとは本質的に違うと感じます。主治医に対する態度でも、躁うつ病の患者さんは、たとえば外来で「お待たせしました」と医師がいうと、「いや〜、今日は混んでますねぇ」などと返事をしてくるような、人の良さそうな印象を受けますが、境界性パーソナリティ障害では、このような印象をもつことはまずありません。医師はこういう点にも着目して、病気を鑑別することがあります。

第3章

うつ病・かくれ躁うつ病が増える理由

――生きていること自体が体に悪い現代社会――

麻布大学 健康管理センター長
岩橋 和彦

1 「生きていることがつらい」のは、「生きにくさ」が増しているから

第2章では、躁うつ病がいかに多様な症状をあらわし、想像以上に世のなかに蔓延《まんえん》している可能性が高いかということを述べました。

症例でも紹介したように、躁うつ病は決して特殊な病気ではありません。「ちょっと困ったな……」と感じているあなたの身近な人が、実は「かくれ躁うつ病」かもしれません。しかしそれは患者さんの責任だけではなく、私たちの生活が「生きにくい社会」になっているからだともいえます。

私自身、最近とくに毎日生きていて「きついな」と感じます。はじめは、40歳を過ぎた頃からくる、男性の更年期障害で、抑うつ気分や倦怠感《けんたいかん》が増してきたのかなとも考えました。しかし今から考えると、20代頃までの自分自身が元気すぎたのではないかと思うようになりました。

●軽い躁状態であるはずの若者にも、うつ症状があらわれている

一般的に人間は、若いときや子どもの頃は、なにをやっても楽しく、「箸《はし》がころんでもおかしい」という軽い躁状態であるような気がします。たいしたことでもないのに大げさに喜んだり、はしゃいだりします。

たとえば電車のなかで、小学生から高校生くらいまでの年代の若者のそばに乗り合わせると、彼らがとりとめのないことで笑ったり騒いだりして、「ちょっとうるさいな……」と思うことがありませんか？　私は彼らを見ていると、ちょっと躁状態だなと思いつつ、自分も若い頃はそうだったんだろうなと思ってしまいます。

　ところが最近、本来ならやや躁状態でいるはずの若い人たちでさえ、うつ状態を訴える人たちが増えてきています。ひと昔前（私がまだ学生だった20年以上前）は、精神神経科の外来の患者さんの多くは、おもに統合失調症（当時は精神分裂病と呼ばれていました）でした。それ以外では、不安障害などで不眠や強迫症状がある患者さん、うつ病などの感情に障害がある患者さんや、アルコール依存症、てんかんなどの患者さんが、まばらな割合でいたような感じでした。

　ところが今は、まったく違います。統合失調症の患者さんは1～2割程度で、おもに躁うつ病（双極性障害）を含む気分（感情）障害、不安障害などの患者さんの割合が非常に高くなりました。リストカット、拒食、過食、食べ吐きなどの摂食障害や、電車に乗れない、視線が気になるなどの不安障害を伴う抑うつ気分を訴える若年層の患者さんの増加が目立ちます（とくに都会ほどその傾向が強いようです）。精神科や心療内科クリニックが増え続けているにもかかわらず、こういった患者さんが外来にあふれています。そして、このような症状は治りにくく、遷延《せんえん》化《か》しやすいように思います。

　この背景にあるのは、現代社会が中高年のみならず、若者にとっても生きにくく、適応しにくい社会になってきているということではないでしょうか。

なぜうつ病や躁うつ病がこんなに増え続けているのか

　私は、うつ病や躁うつ病になりやすい環境、あるいは現代社会ならではの原因があるように感じています。

①脳がさらされる大量の情報シャワー

職場、家庭、学校など、社会全体が急激にＩＴ化し、１人あたりが処理しなければならない情報量が膨大になっています。人間の脳は約数万年前に機能や形態が完成してから進化していないにもかかわらず、現代社会では情報のインプット量が激増しています。逆にアウトプット（体の動き）は、生活が便利になった分、激減しています。

人間の脳が完成した石器時代、人間は大自然に囲まれた環境で生活していました。脳はそのなかで進化を止めたわけですから、私たちの脳の状態はその環境に適応するものだと考えられます。すなわち人の脳が安息できるのは、その完成時の環境であると考えられます。それゆえ、脳が完成した当時のままの自然（たとえば、森林の静けさ、川のせせらぎ、鳥の鳴き声など）が、今でも脳にとって心地よい状態なのではないでしょうか。また、脳が完成した当時は、狩猟などの体を動かす労働がアウトプットとして、適度な脳のガス抜きをしていたと考えられます。

ところが現在は、人間の生活から大自然はどんどん姿を消していっています。いわゆる電脳社会です。人々はマンションなどのコンクリートの壁のなかで生活し、テレビやパソコンの画面を長時間眺め、携帯電話でメールやゲームをし、四六時中音楽を聴き、ジャンクフードを頻繁《ひんぱん》に食しています。つまりわれわれの脳は、コンクリートの檻のなかに閉じ込められ、環境ホルモンの侵襲《しんしゅう》を受けながら、完成当時の自然環境から大きく変貌した状況に曝《さら》されているのです。これが現代人の脳・神経、そして精神によい影響を与えるはずがありません。

②職場のＩＴ化と成果主義

現代社会では、仕事で処理すべき情報量が激増したうえに、いきすぎた成果主義によって〝結果〟

がなによりも重視されます。また、決まった時間内に、ある程度以上の成果を求められる〝時間管理社会〟ともいえます。

また「人間関係が希薄になった」といわれる一方で、結果を出すための企画力や、各部署とのコミュニケーション能力や交渉力、さらには愛想笑いもする協調性が求められます。これではまるで、・・・・・・・・万能で多角的能力者でないと、現代の企業では生き残れないような雰囲気です。

次項で詳述しますが、このような状況下で真っ先に社会からはじき出されるのは、周りの空気が読めず浮いてしまうアスペルガー障害や、落ち着きがなく、ミスの多いAD／HD（注意欠陥／多動性障害）の人たちです。こういった人たちは、余裕のない周囲を苛立《いらだ》たせ、うっとおしがられたり、いじめられたりして、不安を抱え、悩み苦しんでうつ状態になっていくと考えられます。

またこのような状況下で、もともとうつ病になりやすい性格の人は、強い責任感からがんばりすぎて疲労が蓄積し、うつになりやすく、躁うつ病を発症しやすい人は、元来、型にはめられるのが苦手なので、つねに職場のルールどおり時間内に成果を出さねばならないという状況がひどくプレッシャーとなり、爆発（発病）しやすいのだろうと思います。

③希望を見出せない雇用形態

フリーターや契約社員・派遣社員といった、企業にとっての調整弁ともいえる非正規労働者のリストラが、近年急速に広がりました。また新卒採用の激減による異常なまでの就職難、中高年の転職の可能性が限りなく0％に近いという現実、どれもが労働意欲をそぐものばかりです。正社員でも、30～40代の管理職昇進・昇給の希望もなく、過剰労働やパワーハラスメントなどによる絶望的な職場環境、さらにはリストラや早期退職勧告……。もう日本の職場環境は、一部の専門職を除き、労働者の希望やモチベーションを失わせ、精神を圧迫し、疲弊させる以外のなにものでもなくなってきているようです。

2 生きにくい現代社会における発達障害とうつの関係

先述したとおり、余裕のない社会や企業で真っ先につまはじきにされるのが、軽度の障害をもつ患者さんたちです。

たとえば、脳の先天性機能障害により発達の不揃いが生じる「(広汎性)発達障害」の患者さんです。そのおもなものに、自閉性障害、アスペルガー障害、AD/HD(注意欠陥/多動性障害)、LD(学習障害)などがあげられます。

これらの発達障害は、あくまでも脳の先天的な機能障害であって、親の教育や育った家庭環境が原因で発症するものではありません。これらの発達障害は、全人口の2~6%を占めるともいわれています。また、AD/HDやアスペルガー障害などの発達障害をもつ人は、躁うつ病の合併率が高いことが指摘されています。

このような障害をもつ人々は、現代社会の過酷な状況下でつまはじきにされ、うつ病や躁うつ病を発症する可能性が非常に高いので、ここで詳しく述べておきたいと思います。

[自閉性障害]

コミュニケーションがとれず、社会性が身につかない障害で、言葉の発達の遅れや、他人との感情的な交流ができない、反復的な行動をくりかえし、特定のものにしか興味を示さないなどの症状を示します。その多くがIQ70以下の精神遅滞(知的障害)を伴いますが、なかには精神遅滞を伴わないものもあります。アスペルガー障害は、精神遅滞も言語発達の遅れもない自閉症を指します。

［アスペルガー障害］

アスペルガー障害は、知的障害はないものの、社会的認知機能障害が中心に見られ、対人関係の維持が著しく困難な発達障害です。軽症を含めれば、人口の１％はいるといわれています。具体的に見られる症状としては、ひと言でいえば、周囲から見ると「空気が読めない」ということが一番の問題でしょう。ＤＳＭ-Ⅳによると、以下の点がアスペルガー障害の特徴とされています。

・相手の表情で相手の気持ちを推測することができない（非言語的行動の使用の障害）
・対人的相互反応の著明な障害（目と目で通じ合えない）
・発達水準に見合った仲間関係の構築ができない
・興味、楽しみ、達成感を他人と分かち合えない
・つねに同じもの、限定されたことにのみ興味をもつ
・物体の一部に持続的に興味を示す
・特定の機能的でない習慣や儀式にこだわる
・常同的で反復的な奇妙な運動（手をパタパタさせるなど）

自身が自閉症であるというニキリンコは、その著書『スルーできない脳』（ニキリンコ、生活書院）のなかで、「入ってくる情報に対してスルーできない、水に流せない、ひとまず保留することができない」のが、アスペルガー障害の特徴だと書いています。ひとつのことが頭からこびりついて離れない、済まされない、ということです。

アスペルガー障害は、軽度であれば、さほど問題にもならないのかもしれませんが、程度がひどくなると次のような状況に陥ってしまいます。

「自分に悪意はないが、周囲を怒らせてしまう」
「自分になにを求められているのかわからない」
「人の気持ちがわからない」

⬇

社会（学校や職場）で
いじめや排斥《はいせき》を受け、居場所がなくなる

⬇

引きこもる（不登校の何割かはこの障害が原因）

⬇

うつになったり、場合によっては、
その反動で犯罪を起こすケースがある

※アスペルガー障害の症状自体が犯罪性の強いものなのではなく、
悪循環によって犯罪を起こしてしまう状況に追いやられるということです。

［ＡＤ／ＨＤ（注意欠陥／多動性障害）］

ＡＤ／ＨＤは、落ち着きや集中力がない発達障害で、知的障害のある場合とない場合があります。

ＡＤ／ＨＤも脳神経学的機能不全が原因とされ、多動性（じっとしていられない）や衝動性を伴い、集中力を欠いたり、情報をまとめたりできないのが主症状です。その特徴をひと言でいうと「おっちょこちょい」、「あわてんぼう」といったところでしょうか。そういう子どもが小学校のクラスに1人や2人はいたでしょう。欧米の報告によるとＡＤ／ＨＤの子どもの80％が、思春期以降も不注意などの症状が持続するといわれています（アダルトＡＤ／ＨＤ）。

現代社会は情報が精密化されて、仕事でも学業でも、一定の時間内にミスなく成果をあげることが求められます。現代社会でＡＤ／ＨＤが増えてきたのではなく、この分単位の時間管理社会だからこそ、ミスが多いＡＤ／ＨＤがクローズアップされ、問題視されているのだと思われます。

このアダルトAD／HDの方がうつになっていく過程は、以下のようなものだと思います。

・成果主義の職場で、一定の時間内に
正確な結果を出すよう求められる。

⬇

・仕事上のミスが多く、自信を喪失し、
ストレスがたまりやすく、うつ状態になる。
・周りの人々も患者さんに無関心か、
救いの手を差し伸べる余裕がない。

IT化した社会ほど、「障害」をクローズアップする

ひと昔前のことになりますが、まだ第一次産業（農業、林業、漁業など）が主流だった頃は、アスペルガー障害やAD／HDが今ほどクローズアップされていなかったと思います。

というのもその頃は、本人がなんとかまじめにやってさえいれば、上司や同僚も理解してくれて助けてくれたからです。しかし現在は、情報量の増加と時間管理の厳格化により、周囲の人たちもみんな余裕がなく、自分のことで精一杯という状態です。そのような状況で、弱みのある人を助けることはなかなかできません。

つまり、こういう時代だからこそ、限られた時間に大量の情報をより正確に処理できる人が重宝がられ、周りの空気が読めない、ミスが多いということが「障害」としてクローズアップされるの

です。

弱みをもつ人が社会からつまはじきにされ、うつになっていく

たとえばアスペルガー障害の人は、大学に合格しても周囲にうまくなじめず、実習などの共同作業ができなくて卒業できなかったり、就職した後も、他人との交流が苦手なために、先輩に仕事を教えてもらえず、仕事が続けられないといったことが起こります（適応障害）。

発達障害の患者さんはこれらのストレスにより、うつはもちろんのこと、記憶喪失や失踪、多重人格などの解離性障害や不安障害を起こしやすいともいわれています。

ひと昔前の第一次産業、第二次産業が全盛期の頃だったら、アスペルガー障害やＡＤ／ＨＤでも、これほど問題視されなかったと推測されます。ただし、ＩＴ産業のなかでもコンピューターのプログラマーといったある特定の職種の人は、コミュニケーション能力をあまり必要とされず、ただ地道に黙々と仕事をすれば成果をあげられるので、このような業種の仕事に就くことによって能力を十分発揮できる人もいます。自宅にいてマイペースで仕事ができるので、こういう時代だからこそ生きやすくなった人たちも、一部にはいるのです。

なお、ＡＤ／ＨＤやアスペルガー障害などの発達障害は、躁うつ病やうつ病の合併率が高いという指摘があります。さらに、抗うつ薬も効きにくいとの指摘があります。また、ＡＤ／ＨＤやアスペルガー障害などの発達障害では、パーソナリティの発達にも歪み（障害）を生じやすいことが指摘されています。

受け皿のない競争社会

最近一部の企業では、メンタル面に支障をきたす社員が大勢いることや、非正規社員を短期間で消耗していくのはロス（損失）だと気づきはじめたようです。しかし大部分の企業では相変わらず、積極的な終身雇用化や期間労働者の正社員化といった余裕はなかなかないようです。社会全体でもバックアップ体制は不十分なので、この競争社会で落ちこぼれてしまった場合、世のなか全体に受け入れ態勢がない状況です。

こうしたなか、専門職として就職した人ほど、病気で行き詰まると、退職する方向に向かいやすいようです。仮に職場復帰しても、最初は配置転換して、何度かそれをくりかえすのですが、最終的には退職するケースがほとんどともいわれています。

とくに、かくれ躁うつ病も含むうつ病に関しては、10年位前までは薬物療法と静養で経過が良くなり、職場復帰の段取りを丁寧に整えれば、なんとかソフトランディングでも復職できた事例があったように思いますが、残念ながら最近では、復職できる率自体、減ってきていると思います。

これは私見ですが、その一方で、最近は優良な抗精神病薬の新薬が開発されたためか、早期発見・早期治療した統合失調症のほうが、うつ病や躁うつ病よりも社会復帰しやすいように思います。少なくとも私の周りでは、統合失調症の患者さんのほうが、うつ病や躁うつ病の患者さんより症状がスムーズに改善し、社会復帰も早いように思います。

躁うつ病はうつ病よりも若年発症することが多い

うつ病は脳・神経系の疲労によって起こるとい

う指摘があります。脳・神経に疲れやダメージが蓄積し、やがてうつ状態になるのです。そういうふうに考えると、更年期の頃にうつ状態になる人が多いのも納得できます。若い頃に無理をしてがんばって、社会を支えてきて、その疲労が蓄積したまま中高年になり、気分がだんだん落ち込んで、空しさを感じるようになるのです。

臨床研究では「躁うつ病（双極Ⅰ型）の発症のピークは20代くらいなのに対し、単極性のうつ病の場合はもっと遅い40代以降である」という報告があります。躁うつ病がうつ病より発症年齢が早いのは間違いありません。

こうしたことをもとに、現代社会を背景に若年層に増えているうつ状態は、かなりの割合で躁うつ病のうつ状態であることが疑われます。新型うつ病や非定形うつ病と呼ばれる新しいタイプのうつ病には、やがて躁のエピソードがあらわれる「かくれ躁うつ病」のケースが多々あるのではないかと思います。

3 躁うつ病とうつ病、生きにくい社会での発病の違い

ここでは、うつ病と躁うつ病の病前性格の違いについてお話しします。病前気質とは病気になりやすい性格のことです。そのような性格だと、どうして病気になりやすいのか、どうして社会に適応しにくいのか、私なりに考えてみました。

先ほど述べた発達障害の人が現代社会からはじき出されやすいのと同様に、躁うつ病の病前性格である気分屋の人も、型にはめられやすい社会には適応しにくいようです。ちょっと唐突かもしれませんが「現代社会ではピカソは生まれない」ということです。

現代社会ではピカソは生まれない

多くの偉大な作品を残した画家であるピカソは元来気分屋で、朝はこちらのキャンバスに絵を描き、昼になると別のキャンバスに別の絵を描き、夜は夜でまた別のキャンバスに別の絵を描く……というふうにながら族というか、仕事をいくつも同時進行でやらないとできないタイプだったそうです。それであれほどに多くのすばらしい作品を残せたのでしょう。

しかしながら現代社会では、限られた時間内に正確な結果と効率の良さを第一に求められるので、ピカソのようにあっちでちょこっと、こっちでちょこっと、というような仕事のスタイルではやっていけません。

つまり、気分屋さんがもっとも苦手とする「一定の時間内に、一定の結果を出す」という仕事を毎日しているうちに、ストレスが増幅し発病してしまうのではないでしょうか。「一定の期限でなにかを成し遂げるということが苦手で、適当にちょこちょこと気ままにやっているうちに、いくつかの成果を出すのが得意」な気分屋さんには、現代社会での働き方は息が詰まって我慢ができないのです。

うつ病の病前気質

うつ病は、生真面目で誠実な人がなりやすい病気だといわれます。本来、うつ病になりやすい人は、いわゆる「良い人」です。

仕事においては几帳面で綿密、予定した仕事は必ず仕上げないと気がすまない。対人関係においては誠実で他人のために尽くす、頼まれれば断れず、引き受ければ必ずやり遂げる。このような自分の秩序が脅《おびや》かされると、すぐに自責的になり、抑うつ的になる……。これがいわゆる「メランコリー親和型」といわれる気質です。その結果、徒労感からくる疲労がだんだんと脳・神経系に蓄積していき、中高年の頃に発病するのが、典型的な定型うつ病です。

そういった性格とは正反対の私から見れば、うつ病の病前性格の人は「気疲れしやすいだろうな」と思ってしまいます。初診の外来でも、うつ病の患者さんが診察室に入ってくるときはすぐにわかります。ドアを丁寧にノックして、こちらが「どうぞ」というまでしばらく待って、ドアを開けるときちんと挨拶し、「どうぞお掛けください」というまで立っていて、行儀よく椅子にかける。こういう行動で、「この患者さんはうつ病だろうな」とわかるのです。

新しい気質のうつ病

ところが最近、外来に来るうつ病の患者さんは少し様変わりしていて、不機嫌で攻撃的に見える人や、受付で無理難題をいって怒鳴ったりする人がいます。もちろんこのなかには、かくれ躁うつ病の患者さんが多くいるでしょうし、パーソナリティ障害、AD／HD、アスペルガー障害のうつ状態で受診される方もいるでしょう。しかしそれ以外で、「ディスチミア親和型」という、特異な気質が指摘されています。

本来、うつ病の患者さんの病前性格である「几帳面」、「他者配慮的」といった気質を持たないうつ状態の患者さんが、若者を中心に多く見られるようになりました。このようなうつを「ディスチミア親和型のうつ」と呼んでいます。新型うつ病、非定型うつ病など、新しいタイプのうつ病として、近年注目されています（第6章）。

このタイプの気質の特徴は「やる気のない倦怠」、「万能感（自分は偉い）」、「回避（めんどくさがる）」、「笑うつ（笑いながら自殺していく）」とも呼ばれています。抗うつ薬が効かず、治療が長引き、社会復帰困難であるといわれています（これは九州大学の樽味伸先生が指摘した概念です）。

ただこのタイプのうつについては、後述する自己愛型人格構造を呈する人が、うつ病や躁うつ病になり何度も再発をくりかえしていくうちに、このようなタイプのうつが形成されたのではないか、という指摘もあります

●躁うつ病の病前気質

躁うつ病の患者さんは、外面《そとづら》の良い気分屋さんが多いといわれます。熱しやすく冷めやすい、ある一つのことにすぐ熱中するけれど、すぐに飽きてまた別のことに目が向く、という感じです。そのため、あれこれと2〜3個のことを同時進行で進めるのが気性に合い、それができないと窮屈さや苦手さを感じます。

朝昼晩と別々のキャンバスに絵を描くピカソなどはその典型といわれていますが、そもそも調子が良いときには創造力があり、良いアイデアがどんどん出てくるという、いわゆる芸術家や作家などにこういった気質の人が多いようです。売れっ子の作家などは、週にいくつもの原稿依頼をこなしています。これは躁状態のときの観念奔走（あれこれと止めどもなくアイデア、考えが浮かぶ）が関係しているように思います。

また、他人の世話を焼くのが好きで、他人からの評価を気にする面もあります。だから外面はいいのですが、（他人のためというより）他人からの自分の評価を良くするために、いい人を演じようとしている節があります。そうするとやはり、同調性というか、相手の話に合わせる人が多いよ

うです。そのくせ自分のことについては、正直な気持ちや内面を言葉にしてさらけ出す（内省）ことが苦手のようです。

　病院で、よくほかの患者さんの症状を観察していて「先生、あの人最近調子いいみたいよ」などと報告してくれる患者さんがいます。こちらが「そういうあなたの調子はどうですか？」と聞くと、「私はどうでもいいのよ」などといって他人の事ばかり話題にしようとします。こういう患者さんはたいてい躁うつ病の患者さんで、「自分のことを省みて訴える」のは苦手のようです。

　あるいは外来で「お待たせしました」というと「いや〜、先生の外来は評判がいいから患者さんが多いですね」などと、お世辞をいいながらこちらに合わせてきてくれる患者さんも、たいてい躁うつ病の患者さんです。また、徹夜が躁転のきっかけなのか躁うつ病の症状で昼夜逆転しやすいのかわかりませんが、躁うつ病の人に夜型人間が多いのは事実です。

●現代青少年の自己愛型人格構造
――「自分探し」か「引きこもり」――

自己愛型人格構造の病理は、現代の青少年に非常に多く見られるものです。競争社会のなかで育ち、親からの過度な期待をうけ、〝個性〟をアピールするためにひたすらがんばってきた結果、自分の理想・思い描いていた自分と違う、現在の本当の自分を受け入れることができず、逃避的になりやすいタイプが、現代の青少年層に増加してきたという指摘もあります。

　彼らの特徴・症状は、「等身大の自分と向き合えない」、「（自己愛といいながら）等身大の自分を愛せない」、したがって「他人も愛せない」ということがあげられます。

　順風満帆なときは問題ないのですが、もともと何不自由なく育ってきているので、失敗や挫折経験が乏しく、なにか困難な問題が起こると、急に自分探しの旅に出たり、引きこもってしまう傾向が強いようです（第5章）。また、これらの症状には抗うつ薬が効かないケースが多々あります。

このような過程を見ていると、最近のいわゆる「草食系男子」にこういった自己愛型人格構造の人が多いような気がするのは私だけでしょうか？

4 医師だけが患者さんの病気を治すのではありません

●治療共同体として、積極的にコミュニケーションをとることが大事

このような複雑な社会状況下で、よくわからない心の病気にかかると、患者さん自身はもちろん、

・プライドが高く、些細なことで傷つきやすい
・自分の理想、思い描く自分しか受け入れられない
・他者不信（他人を愛せない）
・本来（等身大）の自分がわかっていない

⬇

・人とは違うことをひたすら強調し、自分の才能を強調する
・人間関係において、見下すか見下されるかの2つしか見出せない

⬇

・なにかで失敗・挫折し、傷つくと
自分探しの旅に出る、あるいは傷つかないために引きこもる

⬇

・やがてニート、不登校、摂食障害、
そして難治性のうつ状態になっていく

ご家族もひどく不安になるものです。医師も短い診療時間内で、いかに患者さんやご家族が、病気と向き合いやすくなる情報を提供するかが大事になります。

すなわち、医師の直感だけに頼らず、個々の患者さんの治療過程において、現時点で最良の臨床試験の研究データなどを提供し、インフォームドコンセントを得て、患者さんご自身が納得する治療を行うことが重要です。これが、最近注目されているEBM（Evidence Based Medicine）、すなわち「科学的根拠にもとづく医療」です。

たとえば、現時点の臨床試験で「抗うつ薬のパロキセチンの処方で、10㎎から20㎎に増量すると、抗うつ効果は数％程度上がるが、そのかわり下痢や吐き気といった副作用が約50％も増える」という情報があり、これを踏まえ、患者さんに「では、こういったデータ予測のもとで、今の症状のあなたならどちらを選びますか？　副作用が強くなっても薬の増量を望みますか？　それとも今の症状なら薬を増やさなくても大丈夫ですか？」と説明し、患者さんの判断を聞きながら治療を進めるのが、EBMにおける対等な医療関係です。

医師だけが患者さんを治すのではなく、患者さんが個々の回復力で病気を克服していくのを手伝うという感覚です。

医療従事者も学会などへ積極的に参加して、現状での最新情報を入手し、それを患者さんに説明し、患者さんの望む医療を提供しなければなりません。そのうえで、患者さんやご家族とのコミュニケーションが大事になってきます。一般の外来診療でも、病気や薬の説明、治療方針など、患者さんが積極的に医師に相談できる関係があって初めて「治療という共同作業」が成り立つのです。治療が患者さんとの共同作業であるというのは、認知行動療法だけではなく、一般の外来診療も同じなのです。

患者さんに、薬の量や種類を聞かれるだけで面倒くさそうにする医師や、治療についてたずねると機嫌が悪くなるような医師は、好ましくありません。とくに精神科では、コミュニケーションがとりにくい医師は、やはり治療という患者さんとの共同作業には向いていないといわざるを得ません。

5 生きにくい社会のなかで、自分と折り合いをつけるために

●結局は等身大の自分と向き合い、仲良くやるしかない

世のなか自体が生きにくいことと、患者さん自体が抱えている生きにくさのなかで、私は、今よりはもう少し病気と上手に折り合いをつけていくようにお手伝いするのが、精神科の医療だと考えます。

つまり、なんとか病気と付き合い、コントロールできる人が、不運にも病気にはなったものの、不幸にはならずにすむのです。いわゆる外科的な、患部を切除して治るというものではなく、患者さんが自分の病気とうまく付き合うための落としどころを見つけることが、精神科治療において、病気や症状が良くなるということなのではないでしょうか。

「人生は所詮《しょせん》うまくいかないことが常なので、うまくいかないからといっていちいち気にしてはいけない。人の一生は、重い荷物を背負って遠い道を行くようなものだから、焦ってはいけない。怒りは敵である」という徳川家康のような覚悟が必要です。こうして自分をコントロールできる人が幸せになり、家族や周囲の人も救われるのです。

そうはいっても躁うつ病、パーソナリティ障害、

発達障害、自己愛型人格構造の青少年といった患者さんたちは、病気の成り立ち上、簡単には自分と向き合うようになれないでしょう（この点が、彼らが一般外来や認知行動療法に抵抗を示す原因のひとつでもあるのですが……）。

●病気になった不運を　うらんでも仕方がない

それでも私は医師として、科学的な検査データ解析や無機質な情報開示よりも、患者さんやご家族の話をよく聞いて、病気に対するおそれや将来に対する不安を取り除き、病気と向き合う勇気を与えることが、精神医療の本道ではないかと考えています。

とくに躁うつ病の患者さんのご家族は、「なぜ、こんなにふりまわされなければならないのか」と嘆き、不安がり、疲れ果てている場合が多いのです。その方たちに向けて、躁うつ病という病気の成り立ちと、現在の症状を関連付けて説明すると、患者さんや病気への理解が深まり、患者さんへの接し方が少しわかるようになり、治療という共同作業が進むのです。

そして患者さんも、自分自身の病気の成り立ちを理解し、主治医のみならず周囲の理解を少しでも得られれば、孤独感や不安・恐怖が減り、病気と向かい合う余裕ができてくると思います。

そうすると、不運にも病気にはなってしまったが、その不運を恨むのではなく、自分なりに自分と向かい合ってやっていくしかないと思うようになります。

これが仏教でいう施無畏《せむい》（無畏を施す＝不安や恐怖を取り除く）であり、精神科医療の原点であると思います。

6 弱みをもつ人が発症するうつ状態の症例

前述のとおり、ここでは軽度のアスペルガー障害が疑われる患者さんが、うつ状態になった症例を紹介します。

ケース8 軽度のアスペルガー障害が疑われる、うつ状態の男性（20代男性・会社員）

Hさんは現在、金融機関に勤務している。親が商社勤めで、小学校から高校まで欧米で生活し、大学のときに帰国子女として有名私立大学に編入した。

大学時代から周りの人とうまくうちとけられず、友人も少なかったという。卒業後、金融機関に就職したが、同僚や上司との意思の疎通がうまくはかれず、悩んでいた。最近になって不眠、全身倦怠感、抑うつがひどくなり、精神科外来を受診した。

彼の印象は、身なりもきちんとしており、誠実で、やや控えめな好青年といった感じであったが、表情は少しかたかった。初診時に抗うつ薬であるパキシル10mgを1日1回夕方と睡眠薬のアモバンが処方された。1カ月後、症状がやや改善されたといい、処方をそのまま維持してしばらく様子を見ていた。

数カ月後の診察で、「職場でよく怒られてつらい」、「自分はほかの同僚と比べて仕事を覚えるのが遅い」、「上司や同僚のいっていることや、

「冗談の意味がよくわからない」と訴えた。抑うつも再びひどくなり「イライラして家族にきついことをいったりして、八つ当たりすることが多くなった」というので、パキシルを20㎎に増量したが、なかなか改善されなかった。

あるとき本人が、自分はアスペルガー障害ではないかと思う、といった。「子どもの頃から人付き合いが苦手で、ほかの人の気持ちがよくわからなかったし、周りから〝空気が読めないやつ〟とよくいわれました」という。

職場環境が厳しく、ミスの許されない仕事で、本人も一度のミスがずっと気になってしまって別の仕事に影響がでているという。これらのことから、軽度のアスペルガー障害が疑われた。

本人には「たしかに周りに誤解されるところがあるかもしれないね。でも私を含めて、君のいいところを理解している人もいるよ」と話し、薬物療法と精神療法、および心理療法士によるカウンセリングにて、現在経過をみている。

初診から2年になるが、症状はやや改善しているものの、上司との意思の疎通の難しさや、同僚と話の合わないことに悩みながら、なんとか数少ない職場の友人に助けられて、仕事をこなしている。本人は「調子はそんなに良くないですが、なんとか仕事をこなせている感じです」という。

この症例のポイント

パキシルなどの抗うつ薬のみでは、なかなか功を奏しなかったケースです。若年発症という点や、時々親に激しく当たるという点で、躁うつ病の可能性も捨てきれないのですが、これまでのいきさつを聞くと、軽度のアスペルガー障害である可能性もあり、適応障害を起こしているものとも考えられます。

ＳＳＲＩへの反応があまり良くないので、支持的な精神療法と認知行動療法も行いました。本人の「自分はアスペルガー障害で、周囲と人間関係がうまく結べない」、「このままでは周囲から取り残されるだけだ。仕事をやめて死ぬしかない」といった悪循環する自動思考に気づかせ、「一時の恥をかいてもいいから、仕事でわからないことは上司や同僚に聞いてみる」という〝別の考え〟を試したところ、今は徐々に仕事についていけるようになってきたそうです。

現在抗うつ薬は、新規抗うつ薬ＮａＳＳＡのミルタザピン（リフレックス）に切り替えて、反応はまずまず良好とみています。

第4章

躁うつ病と診断されたら

——正しい治療を受けないと悪化する場合も——

麻布大学　健康管理センター長
岩橋　和彦

この章では、これまで述べたことと重複する部分もありますが、躁うつ病の治療において基本的なことを整理していきます。そして、医師側から見て「これだけはやってはいけない処方」、つまり患者さんからすれば「これだけは受けてはいけない処方」についてお話しします。

それでもやはり、どんなに最善を尽くしても薬物療法を受けることで、すべての患者さんの症状が改善するわけではありません。残念ながら難治性の遷延化するうつ病や躁うつ病は、ある一定の割合で存在します。

1 躁うつ病は気分安定剤を基本とした処方が必要

●躁うつ病の気分の波を小さくするには気分安定剤を処方

躁うつ病治療における第一選択薬は、気分安定剤です。抗うつ薬や余分な抗不安薬を投与すれば、症状の悪化は避けられません。急に躁転したり、躁とうつが入り混じって、不安定な混合状態になったり、うつ状態が長引き遷延化したりと、多彩なパターンで難治性になっていきます。そしてこの悪化した状態は、本人も大変つらいし、自殺などの事故も起こりやすく、悪化した状態が長引けば、よけいに治りにくくなってしまいます。そのためにも、「かくれ躁うつ病」が見逃されていないか、よく注意する必要があります（第2章表3）。

とくに、双極Ⅱ型の躁うつ病に抗うつ薬が処方された場合、第1章図1のように、はじめはうつ状態は回復したように見えますが、徐々に気分が落ち込んでいき、うつ状態が遷延化したり、あるいは躁とうつの混合状態があらわれることもあるようです。

もし患者さんのうつ病がなかなか治らない状態で、リストカットや病的賭博などの症状が続いていて、「実はうつ病ではなく、躁うつ病ではないか」と疑われたら、積極的に診断名をうつ病から躁うつ病に変更し、同時に治療法も変更すべきです。

躁うつの気分の波を小さくするのは気分安定剤で、炭酸リチウム（リーマスなど）、バルプロ酸ナトリウム（デパケンRなど）、カルバマゼピン（テグレトールなど）などが代表的です。

なお、SSRIなどの抗うつ薬は、急に服薬を止めると、離脱症状が出ます。とくにSSRIでは、早ければ服薬を止めた1日後から吐き気やめまい、下痢などの症状が出たりし、長ければ1カ月くらい続くこともあるようです。さらに、体のだるさも伴うため、かえってうつがひどくなったかのように見えることもあります。どんな薬でも離脱症状は出るものですから、薬を変える場合は、止める薬を1～2週間単位で半減していき、新たに加える薬をダブらせて処方する方法がよく用いられます。

不安症状には抗精神病薬

躁うつ病の不安・焦燥感、攻撃性や不機嫌な高揚感に対する治療には、オランザピン（ジプレキサ）などの非定型抗精神病薬を使った多剤併用療法が効果的であると考えます。

不安を頻繁に訴える患者さんに、むやみに抗不安薬を併用すると、薬物依存の原因となったり、不機嫌な高揚感を増悪させ、余計に気分を不安定化させるため、避けるべきです。

うつ病の不安には、定型抗精神病薬のレボメプロマジン（ヒルナミン、レボトミンなど）などが癖になりにくいのでおすすめです。躁うつ病の不安には非定型抗精神病薬を処方し、イライラを抑えることをおすすめします。

抗精神病薬は統合失調症の治療薬ですが、社会的引きこもりなどを起こしにくく、躁うつ病の不安・焦燥といったイライラ・興奮を伴う認知機能の異常や、思考的視野の狭小（些細なことでキレたり根にもったりする行為や、悲観的で投げやりな思考）にも効果があります（第2章表5）。

うつ症状には慎重に抗うつ薬を処方

躁うつ病のうつ症状には、気分安定剤をベースに、SSRIやスルピリド（ドグマチール）などの抗うつ薬を併用する〝オグメンテーション療法（薬理効果を増強する多剤併用）〟で経過が良好になるケースが多く見られます。

現状では、躁うつ病の初発症状がうつ状態の場合、最初に処方されるのは抗うつ薬だろうと推測されます。抗うつ薬に関しては、従来のクロミプラミン（アナフラニール）やアミトリプチリン（トリプタノール）などの三環型抗うつ薬に代わって、SSRIが主流になりました。パロキセチン（パキシル）やフルボキサミン（ルボックス、デプロメール）、セルトラリン（ジェイゾロフト）です。さらにSNRIといわれる新しいタイプの抗うつ薬であるミルナシプラン（トレドミン）が発売されました。気分安定剤の炭酸リチウムは、抗うつ薬の抗うつ作用を増強するので、躁うつ病のうつ状態に、これらSSRIやSNRIを炭酸リチウムに上乗せして使用することで、功を奏することがあります。ただし、服薬量には十分注意しましょう（第2章表6）。

うつ病や不安障害の薬物治療の注意点

うつ病では、ＳＳＲＩのセロトニン取り込み阻害による作用で、セロトニンが過剰に増加し、不安焦燥が増悪するアクチベーション・シンドローム、性機能障害、下痢や嘔吐といった消化器症状などの副作用が起きることがあります（第２章図４・表６）。

この場合でも、オグメンテーション療法として非定型抗精神病薬を併用すると、ＳＳＲＩの副作用を抑えて抗うつ作用を増強する可能性があるといわれています（第2章表5）。

さらに、ＮａＳＳＡのミルタザピン（リフレックスなど）はアドレナリン受容体を遮断し、セロトニンの放出を促進しながら、ヒスタミン受容体とセロトニン受容体をブロックするため、不安・焦燥感や消化器症状および性機能障害といった、ＳＳＲＩでよく見られる副作用が出ることなく抗うつ作用を増強します。

躁うつ病に対する影響や、炭酸リチウムとの併用による増強効果については、まだデータがないのでわかりませんが、今後、ＳＳＲＩやＳＮＲＩが合わなかった患者さんが、ＮａＳＳＡによって改善し、自殺が減ることを期待しています。

一方、うつ病の「不安・焦燥」症状には、抗精神病薬のレボメプロマジンが有効で、かつ抗不安薬のような依存性がないとの理由で推奨されています。

最近では不安障害のパニック障害、強迫性障害、社会不安障害などにもＳＳＲＩが有効で、第一選択薬となるという報告が出ていますが、うつ病の不安症状に対して、ＳＳＲＩや抗不安薬を併用する場合は、これも薬物依存にならないよう単剤かつ必要最小量で、期限限定か頓用で処方すべきだと考えます。抗不安薬は対症療法として使う薬なので、症状が良くなれば減量して、やがては中止すべきです。

このことは抗不安薬のみならず、とくにベンゾジアゼピン系の睡眠薬についてもいえることです。うつ病の症状として起こる不眠に対しては、うつ症状の改善に伴って不眠の症状が軽快してくるようであれば、睡眠薬を減量するのが理想です。まずは休みの前の日に睡眠薬を抜くなどして飲まない日を作る、あるいは2種類処方されていた睡眠薬を1種類にする、といった工夫をして減量を始めるといいと思います（表10）。

2 躁うつ病の混合状態に、なぜ抗不安薬がいけないのか

●さらに気分の波が大きくなり、ブレーキが利かない状態になることも

ベンゾジアゼピン系と総称される、ある特定の構造式をもつ薬剤群があります。それらは抗不安薬や睡眠薬として使われています（表8・表9）。このベンゾジアゼピン系の薬物は、以前から、アルコールと併用したり、高齢者が服用したとき、不安や些細なことに敏感に反応する易刺激性《いしげきせい》などが出ることがあると指摘されています。

ある報告では、このベンゾジアゼピン系の抗不安薬は、効き目が強く作用時間の短いものほど依存性が強く、毎日同じ量を飲んでいると徐々に効きが悪くなりやすいといわれています。つまり毎

表8．抗不安薬

種別	一般名	主な商品名	後発品	備考
ベンゾジアゼピン系抗不安薬	エチゾラム	デパス	アルファロム エチカーム エチセダン エチゾラム エチゾラン カプセーフ グペリース サイラゼパム セデコパン デゾラム デムナット ノンネルブ パルギン メディピース モーズン	＊催眠作用が強いので睡眠薬としても使われる。
	アルプラゾラム	ソラナックス コンスタン	アゾリタン カームダン メデポリン メンビット	
	クロルジアゼポキシド	コントール バランス	コンスーン リサチーフ	
	ブロマゼパム	レキソタン セニラン		
	クロキサゾラム	セパゾン		
	プラゼパム	メイラックス	アズトレム ジメトックス スカルナーゼ メデタックス ロンラックス	
非ベンゾジアゼピン系の抗不安薬	タンドスピロン	セディール		
	クロナゼパム	ランドセン リボトリール		＊本来は抗てんかん薬だが、抗不安薬として使われることがまれにある。

表9．ベンゾジアピン系抗不安薬の作用強度と作用時間

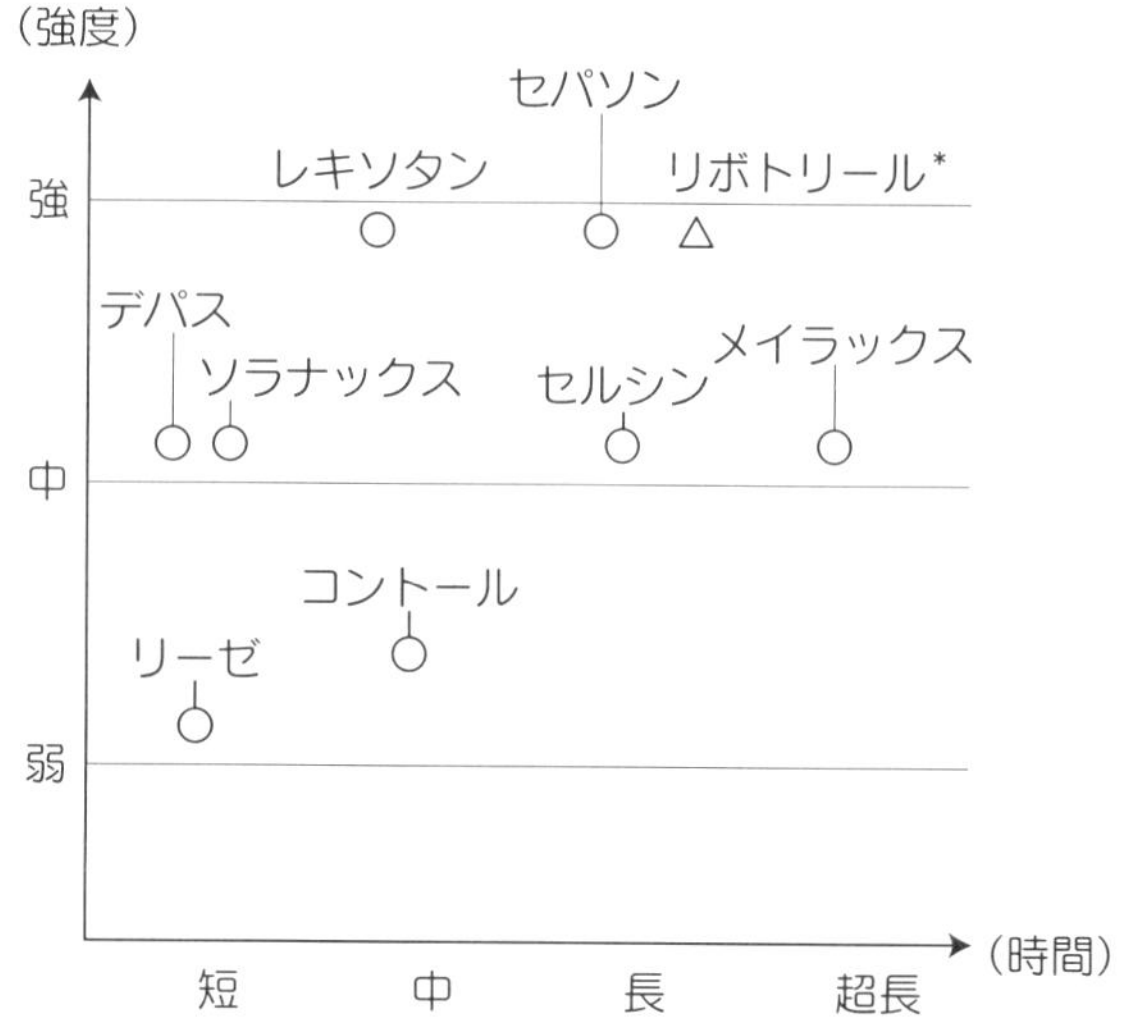

＊リボトリールは抗てんかん薬

日飲み続け、同じ効果を維持するためには、必然的に服薬量が増えるといえます。

躁うつ病気質の人は、薬物依存・乱用などを起こしやすいのですが、とくにベンゾジアゼピンのような飲み心地の良い抗不安薬は、はじめに不安を訴えて処方されるのに、いつの間にか患者さんが「この薬がなければ余計に不安になる」、「余分に持っていないと心配だ」という状態になります。これはすでに、薬物依存症に一歩踏み入れている状態です。

躁うつ病でベンゾジアゼピン系の抗不安薬の依存に陥ると、さらに気分の波が大きくなって不機嫌な高揚感でイライラしたり、不安定さがひどくなったりして、その結果リストカットなどの自傷行為や摂食障害、あるいは病的な賭博や買い物などの衝動が止まらなくなり、理性のブレーキが利かなくなるのです。

こういうケースでは、まずベンゾジアゼピン系

の抗不安薬、睡眠薬を多種類、大量に服用していないかチェックし、もしそうであれば早急に減量していかねばなりません。減量した後、中止すれば自傷行為や摂食障害の症状が改善され、精神的にも安定してきます。

ただし、これらの薬はいったん依存症に陥るとなかなか止められませんし、減らしにくいのが特徴です。したがって、躁うつ病の気質の人のリストカットや食べ吐きを防ぐ最良の方法は、次のとおりです。

・最初からむやみに抗不安薬を飲まない
・（抗不安薬も睡眠薬も含めて）複数のベンゾジアゼピン系の薬を飲まない
・気分の波を小さくする気分安定剤を飲む

なお、うつ病の不安症状で抗不安薬を処方する場合でも、基本は不安なときだけ飲んだり、飲む日を決める（頓服）か、期限限定（たとえば「今月はどうしても決済などで忙しいので、今月だけ飲む」など）にするべきです。

気分の波の大きい人は、抗不安薬だけではなく、アルコールや覚醒剤などの中枢刺激剤への親和性も高いといわれています。日中、場所や状況を選ばず起きる強い眠気を主な症状とする睡眠障害（ナルコレプシー）の治療に使われるリタリンという薬は、ひと昔前には難治性のうつ病に使われていましたが、依存性・耐性が覚醒剤と同じくらい強く、服用しているうちにかえって不安焦燥感が増悪して、結局は自殺者が増えたため、今ではうつ病の治療薬としては使用が禁止されています。

3 SSRIによる前頭葉類似症候群

●セロトニンとドーパミンの相互作用による感情の平板化

うつ病や躁うつ病の原因は、すべてが解明されているわけではありません。しかしながら、近年SSRIの多用で、うつ症状が改善される率が約3割ほどである一方、悪化する率も3割ほどあると指摘されるように、SSRIの反応性は個人によって異なることがわかってきています。

処方する医師が、躁うつ病であるのにSSRIを処方し続けたり、いきなり2種類以上のSSRIを大量に併用したり、さらに多種類の抗不安薬も併用すると、躁転や混合状態を引き起こす症例が存在します。そのひとつが前頭葉類似症候群です。

これは、SSRIを長期に使用した結果起きる無気力状態のことです。正常気分ではあるものの、何事にも無関心で動機づけが起こらず、疲労感があり、精神的に鈍い感じが残る状態で、感情が平板化し、かえってうつがひどくなったように見えます。この原因は、強力なSSRIを長期間使用したために、セロトニンの増加と相反して、前頭葉や脳幹のドーパミンやノルエピネフリンの活性が低下し、起こると考えられています。

うつ症状の治療中にSSRIを使用し、このような症状があらわれたら、

①SSRIを減量する
②午後の服用にする
③ノルエピネフリンやドーパミン神経の刺激作用のある薬物（SNRIなど）を用いる

などの処方変更が推奨されています。

また、同じSSRIでもパロキセチン（パキシ

ル）とセルトラリン（ジェイゾロフト）では作用機序が多少異なり、セルトラリンはドーパミン再取り込み阻害作用も伴うため、前頭薬類似症候群が起こりにくいとされていますが、これについても個人差があるようです。

4　アクチベーション・シンドロームによる自殺の増加

●副作用の少ないNaSSAに期待

アクチベーション・シンドローム（Activation syndrome）とは、ＳＳＲＩの服用後に出る可能性があるとされる中枢神経刺激症状のことです。

抗うつ薬が受容体を過剰に刺激して、逆に不安焦燥感、衝動性、不眠、自殺企図などが増悪してしまうことがあります。

「抗うつ薬を服用中の患者さんに、自殺が起きやすくなるのではないか」と、最近ちまたで盛んにいわれています。また、「うつ病とみなされているかくれ躁うつ病の患者さんにこそ起きやすいのではないか」、という指摘もあります。したがって、ここでもうつ病と躁うつ病の鑑別が大事だということがおわかりになると思います。

ただし、このアクチベーション・シンドロームは、なりやすい人となりにくい人、症状の程度差もあり、個人差があるようです。必ずしも、抗うつ薬、とくにＳＳＲＩなどの第2世代の抗うつ薬が不安焦燥感を増悪させ、特別に自殺を増やすとはいいきれないと思います。

ただし、先述した新しい抗うつ薬ＮａＳＳＡのミルタザピン（リフレックスなど）は、不安・焦燥および消化器症状（下痢や嘔吐）、性機能障害といった、これまでＳＳＲＩでよく見られた副作用があまり出ず、抗うつ作用を増強するとされています。この理屈からいうと、NaSSAはアクチベーション・シンドロームを起こしにくいということになるでしょう。

5 ひとつの症状に最初から複数の同系統の薬を処方するのは危険!

●安易な抗うつ薬の処方が、かえって病気を増やすことも

2009年3月に放送された『NHKスペシャル うつ病治療 常識が変わる』で、野村総一郎先生は次のように指摘しました。「『薬を増やせば症状を抑えられる』という誤った認識が、現場の医師の多くにある」。つまり、初診の段階から数種類以上の薬を出していては、どの薬が効いていて、どの薬が副作用を生じているのかわからないということです。野村先生はまた、「うつ病において、抗うつ薬の処方は単剤処方が原則」と明言されていましたが、私も同感です。

そして斬新な意見だと思いますが「安易な抗うつ薬の処方が、かえって病気を増やしている」という指摘も国内外であります。正しくない処方によって、病気が複雑になったり、悪化したりする可能性もあるということです。

第2章でも述べましたとおり、イギリスなどの諸外国では初期の軽度のうつ状態には、薬物療法よりも、まずは認知行動療法を優先しています。患者さんの状態や病状の経過をよく確かめず、抗うつ薬をやみくもに処方する、あるいは、ちょっとしたうつ状態でもすぐに抗うつ薬を処方するといったパターンは、考え直す時期にきています。

抗うつ薬＋「睡眠薬＋抗不安薬」の安易なセット処方は避けるべき

そもそもうつ病の場合、うつの症状として不安、不眠、食欲不振、全身倦怠感などの自律神経症状が出ますが、うつが回復すればそれらの諸症状も軽減されていきます。薬物療法を行うにしても、まずは基本的に単剤を処方し、中核のうつ症状を治すように治療を進めるべきであって、すべての諸症状に対して、いきなり多種類の薬を処方するのは間違いです。ですから、抗うつ薬1種類のみで投薬を開始するか、「どうしても夜眠れない」というケースなら、睡眠薬を1種類加えて、合計2種類くらいで薬物療法を開始するのがいいでしょう。

それでも症状が改善しない場合は、同じ薬の量を増量して経過を見るか、薬の種類を変更します。治療経過中に患者さんが不安を訴えて、どうしても必要ならば、頓服の抗不安薬を1種類加えるくらいが標準的な処方でしょう。

ただし、ここで睡眠薬にエチゾラム（デパス）やフルニトラゼパム（サイレース）などのベンゾジアゼピン系薬物を用いると、抗不安薬もベンゾジアゼピン系なので、すでに2種類の同系統の薬を使うことになってしまいます。その場合は、非ベンゾジアゼピン系のゾルピデム（マイスリー）やゾピクロン（アモバン）などを使い、それ以上同じ系統の薬の種類を増やさないようにしたほうがいいと思います（表10）。

いずれにせよ、抗うつ薬に加えて、無条件に「睡眠薬＋抗不安薬」の2種類を必ずセットにして追加する必要はありません。そして、はじめに使用した抗うつ薬を規則正しく服用して、1～2カ月経ってもうつが良くならなければ、別系統の抗うつ薬（これも単剤）に代えるべきです。

「カクテル療法」などと呼ばれる、いたずらに

表 10. 催眠薬（睡眠薬、睡眠導入剤）

<table>
<tr><th>種別</th><th>一般名</th><th>主な商品名</th><th>後発品</th></tr>
<tr><td rowspan="5">ベンゾジアゼピン系睡眠薬</td><td>トリアゾラム</td><td>ハルシオン</td><td>アサシオン
アスコマーナ
カムリトン
トリアゾラム
トリアラム
ネスゲン
ハルラック
パルレオン
ミンザイン</td></tr>
<tr><td>ブロチゾラム</td><td>レンドルミン</td><td>アムネゾン
グッドミン
シンベラミン
ゼストロミン
ソレントミン
ネストローム
ノクスタール
ブロゾーム
ブロチゾラム
ブロメトン
レドルバー
ロンフルマン
レンデム</td></tr>
<tr><td>フルニトラゼパム</td><td>サイレース
ロヒプノール</td><td>ビビットエース
フルトラース
フルニトラゼパム</td></tr>
<tr><td>エスタゾラム</td><td>ユーロジン</td><td>エスタゾラム</td></tr>
<tr><td>クアゼパム</td><td>ドラール</td><td></td></tr>
<tr><td rowspan="3">非ベンゾジアゼピン系睡眠薬</td><td>ゾピクロン</td><td>アモバン</td><td>アモバンテス
アントマイリン
スローハイム
ゾピバン
メトローム
ドパリール
ゾピクール</td></tr>
<tr><td>ゾルピデム</td><td>マイスリー</td><td></td></tr>
<tr><td>フェノバルビタール（バルビツール酸系）</td><td>フェノバール</td><td>ルミナール</td></tr>
</table>

多くの向精神病薬を併用し、そのうちのどれかが効くだろうといった見通しで不必要な薬を処方することがあります。これは患者さんの精神症状をかえって不安定にしてしまいます。やむを得ず多剤併用する場合でも、症状を的確に診断し、必要最小限の薬だけ処方するようにしないと、どの薬が効いていて、どの薬が効いていないのか、わからなくなってしまいます。

単一の抗うつ薬のＳＳＲＩやＳＮＲＩ、あるいはＮａＳＳＡを順次変更していっても症状が良くならず、経過中に軽躁の症候が見られれば、積極的に躁うつ病を疑うべきです。

躁うつ病の場合には、基本はあくまで気分安定剤を単剤で処方します。抗不安薬は、逆に躁うつ病の気分の波を大きくしてしまうので、まず使わないほうがいいでしょう。私なら、躁うつ病には睡眠薬もベンゾジアゼピン系はなるべく避けて、ゾルピデムやゾピクロンなどにします。

睡眠薬の上手な飲み方

うつ病、躁うつ病、不安障害などでは、自律神経失調症状の諸症状のひとつとして、不眠症状が出ます。そこで、軽度の不眠症状に対する処方について述べます。

簡単にいうと、人間は自律神経のうち、副交感神経が優位になって、体の緊張が取れるとよく眠れます。ですから、副交感神経が優位になるように工夫しながら、睡眠薬の吸収効率と薬理効果の向上を目指します。

患者さんから「睡眠薬を飲んでもなかなか眠れない」、「睡眠薬が効かない」といった訴えをよく聞きます。これに対して医師は、むやみに睡眠薬の量や、同じ系統の薬の数を増やすべきではありません。それは先述の通り、とくにベンゾジアゼピン系の睡眠薬は飲みやすいため、多種・大量に飲むと薬物依存になりやすく、また次の日の朝になっても体に薬が残っていて、昼間眠くなったり頭が重かったり、気分の波が大きくなって不機嫌になったりと、いろいろな副作用が起きるからです。

では、どうしたらよいかというと、私のおすすめは以下の通りです。

①夕食を早めに摂《と》る（食事の量は　朝：昼：夕＝2：2：1が理想）

②晩酌のお酒も大量（日本酒で1合以上）に飲むとかえって中枢神経が興奮して眠れなくなるので控える

③夕食後は水分のみ補給し、一切間食しない（覚醒作用のあるカフェインが含まれるコーヒーや、ウーロン茶などは避ける）

④ぬるめのお風呂にゆっくりつかる（熱いお風呂は自律神経を活性化させる）

⑤お風呂から出た後は、軽い体操やストレッチなどをする

⑥リラックスしてくつろぐ（照明や寝具などの環境調整も必要）

⑦夕食を食べてから2〜3時間後、少しおなかが空いたかなと思う頃に、睡眠薬をさっと飲んで床に就くと、副交感神経が優位になり睡眠薬がうまく吸収され、薬がよく効くようになります。

むやみに睡眠薬の種類や量を増やす前に、ぜひ試してみてください。

もし右記のような方法を試しても、不眠がまったく改善されないならば、うつ状態の症状特有の、不安や焦燥感の強い、中枢神経系の興奮による重症の不眠だと考えられます。この場合は、睡眠薬は増やさずに、別系統でより鎮静効果が強い抗精神病薬（レボメプロマジン、リスペリドン、オランザピンなど）を、今の睡眠薬に上乗せして、興奮を和らげるのがいいと思います。

6 抗不安薬は薬物依存になりやすい

うつ病、躁うつ病に限らず、多くの心の病気に「不安」という症状が出ます。現在、この不安に対してよく出される薬が「抗不安薬」です。そしてそのほとんどは、ベンゾジアゼピン系の抗不安薬です（睡眠薬の多くもこのベンゾジアゼピン系の薬です）。

ベンゾジアゼピン系の薬は、際立った副作用がなく、患者さんにとって飲み心地が良く、飲むと調子が良くなる場合が多いので、さほどよく効かなくても飲まないよりはマシという感じになります。

しかし、それがだんだんと癖になってきて「飲まないと不安だ」、「薬の効きが悪くなってきたので、もっと量を増やして欲しい」という状態に陥りやすいのです。これを専門用語で「依存性が強い」、「耐性ができやすい」といいます（アルコール、麻薬・覚醒剤への依存もこれと同様のプロセスで起こります）。

ここで主治医が、患者さんの訴えに応じるかたちで、不用意に要求どおりに処方すると、結果的に気がつけば大量に、かつ習慣的に服用している薬物依存を作り出しかねません。

とくに躁うつ病の患者さんが抗不安薬に依存してしまうと、気分の波がさらに大きくなり、余計に不安定になったり、リストカットや食べ吐きが止まらなくなったりしやすいといわれています。

このようにして、「もっと薬を出して欲しい。ないと死にそうだ！」という薬物依存症の患者さんが作り出されてしまうのです。

●SSRI、SNRIも依存性が高い?

私はこれまで、抗不安薬が依存性が高くて危険だと述べてきましたが、実はSSRIやSNRIなどの抗うつ薬も、昔主流であった三環系抗うつ薬よりは副作用が少ないため、意外と依存性は高いと思っています。

これらの抗うつ薬も、三環系抗うつ薬より飲みやすいので、ついつい量が増えてしまったり、止めにくくなるのです。そしてそれが、うつ病からかくれ躁うつ病を見抜きにくくし、極性診断変更に踏み切りにくくしている原因のひとつであろうと思います。

ちなみに、統合失調症の患者さんが第一選択薬として飲む抗精神病薬であるハロペリドール、レボメプロマジン、リスペリドン、オランザピンなどは、患者さんにとって飲み心地の良くない薬です。これらについては、私はこれまで患者さんから「先生、もっと薬を増やしてください」というリクエストを一度も聞いたことがありません。「良薬は口に苦し」ということでしょうか。

7 躁とうつを頻繁にくりかえすラピッドサイクラー

●ラピッドサイクラーは抗うつ薬によって作られるケースが多い

ラピッドサイクラーとは、1年に4回以上の抑うつ、躁状態または軽い躁状態の病相をくりかえすことをいいます。ひどい場合には、軽快する期間がほとんどないくらいに、躁とうつをくりかえします。炭酸リチウムが効かず治りにくい、女性に多い、あるいは甲状腺機能低下症が関与していることが多い(甲状腺ホルモンの投与が有効)、双極Ⅱ型に多いといった指摘があります。DSM－Ⅳ－TRのなかでは、ラピッドサイクラーの頻度は躁うつ病のおよそ10～20％であると指摘されています。

このラピッドサイクラー発症の原因は、抗うつ薬によるものだと指摘されています。抗うつ薬の使用により、躁うつ病の病相の周期が短縮されるようです。不規則な抗うつ薬の服薬や、長期投与後の急激な中断が、発症の誘因になることもあるといわれています。

予防対策として、最初の治療の段階で、早期にかくれ躁うつ病であることを見抜き、できるだけ早く気分安定剤で気分の波を抑えるようにするべきでしょう。また、持続的に気分安定剤を使いながら、抗精神病薬（レボメプロマジン、オランザピンやリスパダール）も使い、気分の波が穏やかになるようにします。

病態が落ち着くまで、決して抗うつ薬は飲んではいけません。エチゾラムなどの抗不安薬も論外です。徐々にぐったりした、気分の波があまりないうつ状態になったら、多少の抗うつ薬を飲んで、さらに安定させるのが理想です。

8 妊娠中の服薬について

●胎児へのリスクか、患者さんご自身のリスクか

患者さんやご家族（とくに配偶者）からよく「薬を飲んでいて妊娠しても大丈夫ですか？」、「子どもを作るなら、薬は止めたほうがいいですか？」と質問されます。厳密にいえば、たとえかぜ薬でも胎児にまったく影響がないとはいいきれません。しかし、胎児への影響（薬害リスク）と、病

気を抑えて妊娠を可能にする薬理効果のどちらをとるかは、患者さんやご家族の人生観にもよりますし、一概にいいきることは難しいと思います。

もちろん主治医は相談にのり、情報も提供し、アドバイスもしますが、予測される「薬を止めて得られるメリット」と「止めたことによるデメリット」については、患者さん個々の事情によって異なってきます。ここでは患者さんの決断のために、参考資料になる最新の情報を提供したいと思います。

一般に、病院で処方されている薬は、体内に入って肝臓の薬物代謝酵素によって水に溶けやすくなり、小便や糞便中に溶け出して体外に排出されます。この一連の流れを「薬物代謝」と呼びます。この本に出てくる向精神薬（抗うつ薬、気分安定剤、抗精神病薬、睡眠薬など）の大部分は、胎盤を通過して胎児に移行する可能性が高く、母乳中にも入っていきます。胎児・新生児の肝臓の薬物代謝酵素の活性は、ほとんどない状態です。したがって、とくに胎児が母体のなかにいるときに、母親が飲んだ薬物が胎盤を通じて胎児側に移行すると、胎児のなかで残留して良くない作用を起こす可能性があります。奇形を起こしやすい（催奇性）と考えられるのは、そのためです。

胎児への影響——医薬品の危険度分類

すべての薬において、動物実験による催奇性の試験が行われています。実際の臨床データも加味されて、そこでとくに危険なものから、それほど危険ではないものまで、ランクがつけられています。

本書で紹介した向精神薬のうち、①気分安定剤、②抗うつ薬、③抗精神病薬の3つについて、現在の試験データから見た危険度、その対応策についてお話しします。

表11で用いているランク分けは、米国の政府機

表 11. 米国 FAD 基準における医薬品の胎児危険度分類

カテゴリー A	：適切な対照のある研究で、妊娠第1期の胎児に対するリスクがあることが証明されておらず、それ以降の妊娠期間においてもリスクの証拠がない。
カテゴリー B	：動物実験では胎児に対するリスクが確認されていないが、妊婦に対する適切な、あるいは対照のある研究が存在しない。または動物実験で有害な作用が示されているが、妊婦による対照のある研究ではリスクが証明されていない。 （ゾルピデム、カフェイン（コーヒー）、マプロチリンなど）
カテゴリー C	：動物実験では胎児に対するリスクが確認され、妊婦に対する適切な、あるいは対照のある研究が存在しない。 しかし、その薬物のもつ利益効果により、潜在的リスクがあるにもかかわらず妊婦への使用が正当化されることがある（場合によっては使用したほうが、しない場合よりも有益な場合がある）。 （クロルプロマジン、フルフェナジン、ハロペリドール、リスペリドン、オランザピン、クエチアピン、フルボキサミンなど）
カテゴリー D	：ヒトにおいて使用後の調査・研究によって胎児へのリスクがあることが証明されているが、場合によってはそのリスクを認めながらも病気への対応を優先して、妊婦への使用が正当化されることがある（場合によっては使用したほうが、しない場合よりも有益な場合がある）。 （ジアゼパム、アルプラゾラム、エチゾラム、ブロマゼパム、パロキセチン、イミプラミン、クロミプラミン、炭酸リチウム、カルバマゼピン、フェノバルビタール、フェニトインなど）
カテゴリー X	：動物・ヒトによる研究において、明らかに胎児の奇形を発生させ、市販後の調査により副作用の明らかな証拠があり、妊婦においてリスクが使用の利益を上回る。 （サリドマイド、ビタミン A 誘導体など）

関ＦＤＡ（食品医薬品局）が分類したプレグナンシー・カテゴリーと呼ばれるものです。そのランク分けの基準と、代表的な薬を表にしてみました。現在の試験データから見た場合、ほとんどの薬の危険度は、Ｃランク、Ｄランクに相当するものです。

ここでいうCランクの動物実験は、マウス、ラットなどのげっ歯類を使っているのですが、このげっ歯類は、肝臓の薬物代謝酵素量がヒトの１００～１０００倍もあります。つまり、実験では体重あたりの薬物の投与量もヒトの１００倍以上投与して「奇形が生まれるリスクが高い」、あるいは「低い」といった結果を示しているのです。

ちなみに、抗不安薬もCランクに分類されるものがあり、アルコールはDランク、喫煙はそれ以上に危険であることを示す禁忌のXランクになっています。なお、催奇性が明らかであるサリドマイドも、事実上の禁忌であるXランクです。

いずれにせよ、抗うつ薬や気分安定剤は胎盤透過性が高く、催奇性が高いＤランクで、抗精神病薬のＣランクよりも奇形が発生する危険性が高いと予測されています。睡眠薬ではほとんどがＤランクにあるベンゾジアゼピン系より、Ｂランクにあるゾルピデム（マイスリー）が比較的安全のようです。また、母乳への移行率も高いので、服薬中は授乳は禁止です。

以上の根拠から、精神科の疾患ごとに妊娠期間中の服薬についての目安を表12に示します。

表 12. 妊娠中の精神科薬物療法の目安

1）統合失調症 ：症状が落ち着いている場合は、必要最小限の量で維持（中止すると再発しやすく、その場合不穏・自傷などの症状でかえって妊娠に悪影響をおよぼすことが考慮されるため）
2）気分障害（うつ病、躁うつ病） ：重症以外はなるべく中止し、精神療法のみにすることが好ましいが、自殺念慮が強い症例の場合は例外で、薬物療法を継続するしかない
3）てんかん ：必要最小限で維持（大発作の場合、服薬を中止すると重複発作で窒息する可能性がある）か中止（部分てんかんで症状が軽いもの）

＊ただし抗うつ薬、気分安定剤、抗不安薬、抗精神病薬や抗てんかん薬は催奇性リスクも高いが、母乳内移行率も高いため、母乳の授乳は行わないよう要注意！

9 正しい治療を受けていなかったため、悪化した症例

ここでは、処方があっていなかったために症状が悪化したと思われる症例を説明します。

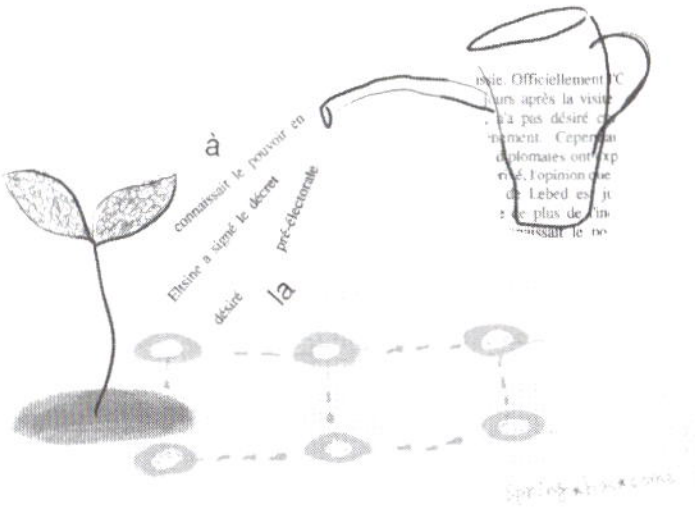

ケース
9

多種類の抗不安薬が重なり、症状が悪化した患者さん（20代女性・会社員）

Iさんは、不動産会社で秘書をしている。以前より不安症状がひどく、不眠が続き、リストカット、食べ吐きが止まらない。また些細なことで怒って暴言を吐いたり、ときには同僚を殴って警察沙汰になったこともある。飲酒量も増え、毎日かなりの量のアルコールを寝る前に飲んでいた。気分の落ち込みが激しくなり、現在は会社を休職している。

これまでに精神科、心療内科を転々とし、最近も「境界性パーソナリティ障害」および「うつ状態」との診断を受けたが「医師の治療法が気に入らない」と、転院してきた。

これまでIさんに処方された薬を確認した。直近の処方は1日あたりで、パキシル40mg1回（夕）、ルボックス25mg3回（朝昼夕）、デパス1mg×2錠3回（朝昼夕）、レキソタン2mg×2錠3回（朝昼夕）、ソラナックス0.8mg×2錠2回（不安時屯服）、ハルシオン0・25mg×2錠1回（就寝前）、ロヒプノール2mg1回（就寝前）というものであった。

Iさんは、「不安が強いのでデパスをもっと出してほしい。手もとになくなると怖いので、予備を念のためにもらっておきたい」という。この時点で、薬物依存症に陥っている状態だと説明したが、最初はなかなか納得してくれなかった。

主治医はまず、Iさんに躁うつ病の診断を納得させ、薬物依存や不安・イライラを改善させるために、2種類のSSRI抗うつ薬（パキシルとルボックス）を気分安定剤（炭酸リチウム、開始時は1回200㎎）に徐々に変える必要があると時間をかけて説明した。

また禁酒を促し、同じベンゾジアゼピン系の抗不安薬・睡眠薬が5種類重なっているため、抗不安薬を徐々に減量していき、睡眠薬を別系統であるアモバン（10㎎×1錠）に変更し、不安・イライラ時には抗精神病薬のレボトミン5㎎を半分に割って頓服で飲むようにすすめた。Iさんはこの薬には依存しなかった。

数週間後、Iさんは「多少の頭重感というか、違和感やふらつきはありますが、リストカットは止まりました」という。さらに1カ月して「大分、気分が落ち着いてきて、あまりイライラしたり、些細なことで怒らなくなりました」という。今後も抗不安薬を中断し、気分安定剤を継続して経過を見ていく予定である。

この症例のポイント

このケースでは、SSRIが2種類（パキシル、ルボックス）、ベンゾジアゼピン系の抗不安薬が3種類（デパス、レキソタン、ソラナックス）、同じくベンゾジアゼピン系睡眠薬が2種類（ハルシオン、ロヒプノール）処方されていました。おそらくそれが原因で気分の波が大きく不安定になり、リストカットや食べ吐きに象徴される混合状態や、暴言・暴行にみてとれる不機嫌な高揚感があらわれる躁状態を引き起こして、境界性パーソナリティ障害と誤診されたと考えられます。

患者さんにとっては気の毒なケースですが、このように抗不安薬のみならず睡眠薬にもベンゾジアゼピン系のものが多く、あわせて数種類の同系等の薬剤が処方されていることも少なくありません。ましてアルコールも飲んでいれば、気分の波はさらに大きくなってしまいます。

こういったかくれ躁うつ病が、うつ病に間違えられたまま、どれかが効くだろうという見通し（カクテル療法）のもと、抗うつ薬や抗不安薬を多種類、大量に飲まされ、ますます気分が不安定になり、境界性パーソナリティ障害と間違えられるケースが少なからずあるようです。

ケース10 アクチベーション・シンドローム（50代男性・元銀行員）

Jさんは元銀行員で、現在は友人の会社を手伝っている。妻と一緒に外来を受診し、「やる気が出ない」、「新しい仕事が見つかるまで不安で仕方がない」と訴える。また、夜はあまり眠れず、体もだるく、集中力も落ちてきているという。初診では、抗うつ薬パキシル10mg1回（夕）を処方し、様子を見た。1カ月後、「大分良くなった」と笑顔が見られた。妻とゴルフにも行き、都合よく新しい仕事もみつかり、調子も良くなってきたという。

それから数週間して、妻と再び診察に来た。Jさんは顔から大量の汗を流し、苦渋の表情に、殺気立った話し方で、「どうも調子がおかしい」と訴える。「新しい仕事になじめず、焦りがひどい」、「夜も大量の寝汗をかく」という。妻も「様子がちょっとおかしいようです」という。

ここで主治医はアクチベーション・シンドロームを疑い、同時に躁うつ病を疑い、抗うつ薬を気分安定剤に切り替えて経過を見た。

2週間後の再診では、殺気立った表情や言動はなく、本人は「自分ではあまりよくわからないけれど、少しはマシになったように思う。寝汗もかかなくなった」という。妻も「大分良くなりました。家でも以前の表情が戻りました」という。会社も友人がいろいろ気を使ってくれていて、今はリハビリ出勤をかねて週3日勤務で仕事をしているという。

この症例のポイント

アクチベーション・シンドロームを疑い、同時に躁うつ病を疑って気分安定剤に処方変更したケースです。

このように顔面に汗をかきながら、殺気立った表情で苦しみを訴える方が多いようです。「殺気立った」という感じは、そばで見ている人には、今にも自殺してもおかしくないような、なんともいえない迫力といった感じです。

第5章

社会文化的（新型）うつ病と依存症（アディクション）は同根の病気

榎本クリニック理事長　榎本　稔

1 現代社会において心の病気が増加する理由

●社会の変動

第二次世界大戦後、日本は不死鳥の如《ごと》く復興を遂げました。神武景気、岩戸景気、東京オリンピックなどを経て、高度経済成長を遂げ、経済大国になりました。しかし、バブル経済を経て、世界有数の豊かな社会になりましたが、それと同時にさまざまな社会病理現象が噴出してきました。平成期のバブル崩壊とともに、デプレッション（経済的には不景気、社会心理的にはうつ病のことをさします）時代に突入し、日本社会全体が自信を喪失し、先行き不透明な霧のなかに迷い込んでしまいました。かつての一元的・権威的価値観が崩壊し、多様化した価値観が生まれたため、かえって自分にあった生き方を見つけられず、達成感や満足感を得にくくなり、その結果生きがいを喪失し、心のバランスを失ってしまった人も大勢いるでしょう。

社会学者のオグバーンが「物質文化や制度は急速に変化するが、非物質文化（社会観念や心など）は遅れてゆっくりと変化する。その変化の度合いにズレが生じ、社会生活や心にさまざまな不適応が起こる（文化的遅滞）」と述べています。日本は、物質的に急速に豊かになったため、非物質文化である心の病気もまた急増してきたといえるでしょう。

このような日本社会と文化変動を背景に、うつ病、躁病、躁うつ病といった気分（感情）障害などの心の病気を抱える人が急増しました。とくに目立つのは、新しいタイプのうつ病やさまざまな依存症（アディクション）の患者さんです。

2 精神病の変遷

●かつての三大精神病

50年前、筆者が精神医学の教育を受けた頃は、精神医学の教科書には、三大精神病として「精神分裂病（今は統合失調症）」、「躁うつ病」、「てんかん」が提示されていました。これらの病気は「治療困難」、「不治の病気」とされていて、長期間の入院治療を必要とし、社会的にも忌《い》み嫌われる絶望的な病気とされていました。

現在、てんかんは神経の病気として、脳神経内科などで脳波検査等を受け、専門のトレーニングを積んだ専門医のもとで治療を受けることが多くなり、ここでいう三大精神病からは離れていきました。うつ病、躁うつ病、精神分裂病（統合失調症）は、今でも精神科治療の中心的存在となっています。

●気分（感情）障害

ＤＳＭ-Ⅳによると、気分障害は、うつ病（うつ病性障害）、躁病、躁うつ病（双極性障害）、そのほかの気分障害などとあわせて、さまざまなエピソードが取り上げられています。第4章までで詳しく説明していますが、「うつ病」も「躁病」もうつ状態があらわれるという点で似ていて、非常に診断が難しい病気です。また、うつ病は平成期に入ってから増え続け、最近では、１００万人以上の人々が「うつ病」として医療機関を受診しています。しかし、このうち半分くらいは従来の典型的うつ病ではなく、新しいタイプのうつ病、いわゆる「新型うつ病」だと、筆者は考えています（後述しますが、筆者はこの「新しいタイプのうつ病」を「社会文化的うつ病」と提唱しています)。

3 典型的うつ病と新型うつ病の症例

●典型的うつ病とは

従来の典型的うつ病とは、内因性うつ病、あるいは、メランコリー型うつ病と呼ばれる脳機能障害であり、生物学的に強く規定されています。薬物療法や休息を取り入れるなどの治療により、一定の経過を経て回復することができるものです。

典型的うつ病の患者さんの病前性格は、真面目で几帳面、強い正義感をもち、責任感が強く、何事にも熱心に取り組み、徹底的にやり遂げようとします。周囲の人に対して気配りを怠らず、秩序を重んじる人が、知らず知らずのうちに疲労を蓄積し、うつ病になりやすいといえます。また、そのような性格の持ち主が、異動や昇進、引っ越しや転居、家庭内の変化（たとえば、死別、離婚、子どもの結婚など）などに伴い、一生懸命努力しすぎて過剰適応し、疲れ果て、燃えつきて抑うつ状態に陥ってしまうのです。

抑うつ状態は、朝がもっとも強く、午後から夕方にかけて次第に軽くなります。自責感が強く、憂うつ、悲哀、悲観的、厭世的《えんせいてき》になり、自殺をも考えてしまうようになります。食欲は低下し、体重も減少し、あまり眠れなくなり、意欲が低下し、何事もやる気がなくなります。それでも無理して「がんばろう」として、ダウンしてしまうのです。

ケース11
生真面目で完全主義な典型的メランコリー型うつ病（54歳男性・会社員）

Kさんは大学卒業後、仕事一筋に働いていた。真面目で几帳面、完全主義で正義感も強く、周囲の人からも信頼されていた。家庭より仕事中心の生活で、残業も多く、家族からも、会社の同僚からも、Kさんの働き過ぎを心配する声もあったが、真面目なKさんは「大丈夫、心配ない」といって働き続けた。

あるときからKさんは、朝起きるのがつらくなり、出勤するのが億劫《おっくう》になってきたが、それでもなんとかがんばって出社し、仕事に打ちこんでいた。次第に上司や仲間と話すとき、言葉がつまったり、汗が出て、頭がボーッとするようになった。以前のように酒を飲んだり、好物を食べても、おいしいと感じなくなった。夜中に眼がさめ、将来のこと、仕事のこと、家庭のことなど次から次へと心配事が頭に浮かんで、熟睡できないうちに朝を迎える日々が続いた。

そんなKさんを、妻や上司は心配し、内科の受診をすすめたが、内科では「異常なし」と診断され、精神科を受診するよういわれた。

精神科を受診した結果、Kさんはうつ病と診断され、「みなさんに迷惑をかけて、本当に申し訳ありません」と自分を責めていた。重い症状だったので、入院治療が必要になった。抗うつ薬を服薬しながら、1カ月後にはうつ症状も軽くなった。Kさん自身は「もう大丈夫。働きたい」といっているが、大事をとり、その後2カ月入院した。

退院後は、「働くだけが人生ではない」と思い直し、今まで我慢していた趣味をはじめたり、出社訓練のために「うつ・リワークサポートセンター」に通っている。初発から4カ月後、もとの職場に無事復職することができた。

新型うつ病とは

上記のような典型的うつ病は、世間的にもずいぶん知られるようになってきました。しかし、この典型的うつ病とは違う、新型うつ病が登場してきました。新型うつ病は、おもに5つのタイプに分けられています。

・逃避型うつ病
・現代型うつ病
・未熟型うつ病
・ディスチミア親和型うつ病
・非定型うつ病

20〜30代の比較的若年層で多く発症しているのが特徴です。抑うつ気分や意欲の低下などは、従来の典型的うつ病よりも軽症の場合が多いようです。

新型うつ病の病前性格として、典型的うつ病のような真面目、几帳面、責任感、熱心さなどは認められません。逆に、過保護に育てられ、依存的で、わがままで、自己中心的な言動を示し、自己愛的で世間知らずで、仕事に熱心ではないタイプが多いように思います。周囲に対する配慮が足りず、自分で責任を感じることが少なく、すぐに他人に責任転嫁し、逃避的傾向が認められます。

また、仕事の最中はうつ状態で、突然泣き出したり、些細なことで怒ったり、周囲から見ても明らかに支障をきたしていますが、仕事がないときは、自分の趣味に没頭したり、気の合う友人と楽しく遊ぶ様子がみられます。「社内うつ」、「プチうつ」とも呼ばれたりしますが、明らかにこれまでのうつ病とは違うタイプの「新型うつ病」が登場してきました。

ケース12　職場を転々とし、自ら診断書を求める新型うつ病（30歳女性・会社員）

Ｌさんは一人娘で過保護に育てられ、短大卒業後、４回転職し、今はある企業で秘書をしている。彼女は、本当はスチュワーデスになりたかったのだが、今の業務は事務的な仕事ばかりで「自分が本当にやりたい仕事とは違う……」と悩んでいた。

あるとき上司から厳しく注意され「私はいじめられている……」と思い込み、次第に仕事へのやる気をなくしていった。気分的な落ち込み、体のだるさ、動悸、不安感、頭重感、肩こりを訴え、「会社の人たちは、私のこの苦しい、つらい気持ちをちっともわかってくれない……」といいふらし、仕事を休むことが多くなった。

そんなとき、Ｌさんは「うつ病診断サイト」をインターネットで見つけた。そこに書かれていたうつ病の説明が、自分の症状にぴったりあてはまると思い、自らメンタルクリニックを受診し、「私はうつ病です。３カ月休養の診断書を書いてください」となかば強引に医師に診断書を書いてもらい、会社に提出して休職した。

Lさんは、毎日抗うつ薬を飲んで家で休んでいても、憂うつ、不安感、頭重感を訴える。しかし、気の合う友人から食事の誘いなどのメールがくると逢いに出かけるし、趣味のテニスにも出かける。また友人から誘われて、気分転換にちょうどいいと思い、5日間ハワイ旅行にも出かけた。

Lさんは感情の起伏が激しく、ちょっと気に入らないと、家族に当たり散らしたり、甘いものを発作的に大量に食べたりする。依存的でわがままな性格は、新型うつ病の特徴といえるだろう。

その後Lさんは、復職の時期が近づいてくると、再び憂うつな気分が強くなり、不安感、頭重感、動悸などの抑うつ状態を強く訴えはじめ、再びうつ病の診断書を書いてもらい休職したが、結局、会社には居づらくなって退職してしまった。

4 豊かな社会だからこそ増えつづける現代の心の病気 ―社会文化的うつ病―

●貧乏《ハングリー》は最高の教育だったかもしれない

ではなぜ、新型うつ病がこのように増えてきたのでしょうか？ その原因について少し考えてみたいと思います。

先ほども述べたように、わが国の社会は高度経済成長を経て、物質的に豊かになり、社会・文化的に成熟しました。一方で、終戦直後の時代は、みんな食べるだけで精一杯でした。その頃と現在を比べると、経済、空間、時間、すべてにおいて、たいへん豊かになりました。

かつては、食べるものを大勢の家族が分け合い、住む家も狭いところに大勢の家族がいっしょに暮らし、自分の部屋を持つということは、ほぼできませんでした。それが普通の家庭だったのです。

ですから現在のように、子どもがいつまでも親のもとで働かずに生活したり、自分だけの部屋を持ち、その結果引きこもったりするという状況は、あり得ない話だったのです。しかし、そのように日本中が貧しい時代だったにもかかわらず、自殺したりノイローゼになったりする人は、あまりいなかったように思います。

現在、子どもから思春期・青年期、壮年期、老年期と、ありとあらゆる人の心が病んでしまっています。筆者は臨床現場から患者さんを診ていて、豊かさというものが、こうした心の病気を次々に生んでいるような気がしてなりません。

豊かになるために、家族が、社会が一丸となって働いた結果豊かになった現代日本社会では、豊かになったがゆえに、心の病気が増えたといえるでしょう。なんとも皮肉な結果です。

現実問題として、このような新型うつ病や、リストカット、摂食障害といったさまざまな依存症は、社会病理が噴出していることを象徴しています。筆者は新型うつ病や依存症は、心の病気であると捉える一方で、社会文化的な病気だと考えています。そこで、新型うつ病や本書のテーマである「かくれ躁うつ病」も、「社会文化的うつ病」のひとつであると考えています。

現代の若者の特徴

現代の若者は、豊かな社会のなかで過保護に育てられ、まことに未成熟な人たちが多いように思います。現実社会での体験が乏しく、現実感覚が希薄で、自分自身の問題を、自ら悩んで解決する力が不足しています。自分自身の問題であることすらわからず、都合の悪いことは他人のせいにします。いうなれば〝世間知らず〟ということです。

　親は子どもに１００％以上の愛情を注ぐものです。それが当然と思って育った子どもは、愛情も幸せもお金も、自分がなにもしなくても、天から降ってくるものだと思っています。いつでも自分は親や周囲の人々から愛されていて、大事にされるのが当たり前だと思っている、そんな自己愛的な若者が多くみられます。

　このような受身の人間関係しか知らない若者が、実際に社会に出てみると、さあ、大変です。これまで当たり前だと思っていたことが、周囲にはまったく通用せず、どうしていいかまったくわからないのです。

　実際の社会では、上下左右の複雑な人間関係が前提としてあり、自ら働きかけて交渉し、物事を運ばなければなりませんが、それができないのです。自ら動くことができないので、なにかしら指示が出なければ動けません。また、自分のことしか考えられない傾向、自分中心に地球が回っていると思っている傾向が非常に強いと思います（これを「私事化《しじか》」といいます）。周囲でなにが起ころうと、「自分には関係ない」と思い、自己中心的に考え行動します。社会一般常識とか公的感覚が欠如しているのでしょう。

　そして、人間が生きるうえでもっとも大切にするべきはずの「生きがい」を持っている若者が、非常に少なくなったと思います。臨床の現場でも「将来どうするの？」と尋ねると「さあ……？　考えたことがありません……」、「将来の目標は？」と聞いても「いやぁ……？　わかりません……」という返答がほとんどなので、驚くばかりです。日本の国そのものが不透明で、みなが右往左往していて、独自の世界観を持たない状況なので、むべなるかなという感じもしますが、自分のしたいこと、「自分はこうなりたい」というビジョンをまったく持っていないのです。

そして当然のことながら、彼らの人間関係はうまくいきません。いつも自分が大事にされることしか知らないのですから、愛情は与えられるのが当たり前、幸せになれないのは親が悪い、社会が悪いと他人のせいにばかりします。幸せになる努力もしなければ、幸せになるために果たす自分の義務や責任については、なにも考えていません。

つまり、現代の若者は精神的にひ弱で無気力になっています。そして、とても依存的です。いつも人を頼り、自ら行動しようとしないわりに、他人に注意されたりすると激しく反発するといった「依存と攻撃」の言動をとります。

●労働環境の変化

人間は太陽とともに生活しています。昔の人は、陽が昇ると起きて働き、陽が沈むと帰って寝るという、大自然のリズムのなかで生活していました。そして、人間の体内には体内（生物）時計があって、覚醒・睡眠リズム（サーカディアンリズム）を維持しています。このリズムが長期間乱れると体調不良となり、気分的にも精神的にも不安定となり、うつ状態をひき起こすことにもなります。

かつて人々は、自給自足の農村社会のなかで働いていましたが、産業革命の進展とともに、農村から都市に集まり、工場や会社組織のなかで労働者として働くようになりました。労働時間も次第に長くなり、人々はせかせかと駆り立てられ、目まぐるしい速さで働いています。仕事時間の延長とともに睡眠時間は少なくなりました。帰宅時間も遅くなり、睡眠時間をきりつめて働くことを余儀なくされるようになりました。

仕事は正確に、規則正しく、几帳面に、秩序正しく、厳密に行われるようになり、失敗は絶対に許されなくなりました。現代社会では、職場自体がコンピューター管理されるようになり、生産性の向上と競争力の激化とともに、長時間労働を強制されるようになりました。また、消費者、利用者、お客さんへの細やかなサービスも要求されるようになり、ますます過重労働へと追い立てられるようになりました。

世界はグローバル化し、昼夜関係なく仕事をするようになり、24時間、一日中働くような労働体制をとることになりました。現代人は現代社会の労働体制に生きる力を搾取され、すっかり疲弊してしまっています。その結果、人々は「新型うつ病」のなかへ逃避するようになったのかもしれません。

●心の病気に対する世間の認識の変化

1998年以降、日本では自殺者数が急増し、毎年3万人以上の自殺者がでています。この自殺者には、うつ病の患者さんやうつ状態の人が多く含まれているといわれています（そのなかには、「かくれ躁うつ病」を思っている人も含まれていると思います）。その背景として、上記のような労働環境の変化によって、長時間労働や過重労働が過度のプレッシャーとなり、うつ状態から自殺に至る人がいてもおかしくはないでしょう。

「過労死」、「過労自殺」の用語がマスメディアに取り上げられる機会が増え、社会的関心が高まり、企業は働く人々の労働環境やメンタルヘルスに責任を負うようになりました。その結果、自殺予防対策として、うつ病の早期発見・早期対応が職場に求められるようになり、産業医を含む医療従事者からの啓発活動も行われ、うつ病に対する偏見・誤解が少なくなり、同情の念が醸成されてきました。そして、比較的容易にうつ病の診断書を提出し、休職できる雰囲気が作られてきたのです。今や、うつ病は世間一般に認識され、うつ病の診断書は「水戸黄門様の印籠」のような力を発揮し、大手をふって休職できるようになりました。

ところが、それが高じて容易に診断書が提出されることが多くなり、人事担当者や産業医から訝《いぶか》しがる声が多くなってきているのも事実です。このような徴候が、新型うつ病に対して懐疑的な疑念を醸成させています。

5 社会文化的うつ病とさまざまな依存症

くりかえしになりますが、筆者は典型的うつ病と新型うつ病は、似て非なる別々の病気だと考えます。誤解を恐れず大胆にいうと、典型的うつ病を「生物学的うつ病」、そして新型うつ病を「社会文化的うつ病」と命名したいと思います。

●新型うつ病は「社会文化的うつ病」

新型うつ病が、現代社会の歪みによって作り出された現代病であることは、すでに述べました。新型うつ病の患者さんは、これまでの典型的うつ病患者さんに比べ、気分の波が大きく、症状も比較的軽いのですが、病前性格がまったく異なります。また、新型うつ病を発症する患者さんの性格特徴や症状は、「かくれ躁うつ病」に共通していると思います。

社会情勢の変動、家族共同体の崩壊、核家族化・少子化から親の養育態度も変化し、若年層がひ弱になり、うつ状態に陥る。このように複雑で巨大なうねりのなかで、現代人の精神は疲弊・動揺し、うつ病の疾病構造にも変化を与えたのです。つまり、社会文化的変動が創製したうつ病、それがすなわち「社会文化的うつ病」だと筆者は考えます。

●時代の精神病理としての依存症

社会文化的うつ病が、現代社会の文化的変動によって作り出されてきたことは先に述べましたが、社会文化的うつ病と並行して、時代の精神病理として登場したのが、さまざまな依存症です。

依存症は、あるひとつの対象（物質、行為、人間関係など）にのめりこんでしまって、そこから抜け出せない病態です。しかも、セルフコントロールができないので、日常生活が乱れ、仕事で失敗したり、人間関係でトラブルを起こしたりします。

昭和40～50年代の高度経済成長期に多くの人々が酒を飲み、「アルコール依存症」として社会問題となりました。ほぼ同時期に、若い女性たちの間に「摂食障害（拒食・過食・嘔吐）」、「リストカット（手首自傷症候群）」、「買い物依存症候群」が流行しました。また、平成10年に「第3次覚醒剤乱用期」が警視庁から宣告され、「薬物（覚醒剤）依存症」が精神科医療の現場におしかけてきました。続いて、平成15年頃から「ギャンブル依存症」の相談が目立ってきました。最近では「性依存症（性犯罪・痴漢・盗撮・露出等）」の相談が増えてきています。そのほかにもさまざまな依存症があります。

依存症とは、昔流行った歌の文句のように、わかっちゃいるけどやめられない病気なのです。

6 「社会文化的うつ病」と「依存症」は同根の病気

●性格特徴が酷似している2つの病気

社会文化的うつ病（新型うつ病、もしくは隠れ躁うつ病）と依存症は、一見すると異なった病気のようにみえますが、実は「同根の病気」です。社会文化的うつ病も依存症も、昭和40年代からの高度経済成長期から平成のバブル崩壊時にかけて、ほぼ同時代に同じ社会文化的基盤の上に、「現代病」として登場してきた同工異曲（見かけは異なっているようだが中身は同じ）の病気です。

社会文化的うつ病はうつ病という病状を、依存症はさまざまな依存の病状を表していますが、根っこは同じで、両者の性格特徴は酷似しています。両者とも過保護に育てられ、依存的で、わがままで、一方的な自己主張をして、自己愛的で、依存と攻撃的な言動を示し、他罰的な言動をとります。

これらの病気の患者さんは、自分の言動が周囲の人や現実の社会のなかで、どのように受け止められ、認識されているのかまったくわかっていません（「現実検討識がない」ということです）。周囲の人々を巻き込んで、会社の秩序や家族の生活を混乱させているということに、気がつかないのです（気がついたとしても、自分のせいではないと思っています）。

たとえば、社会文化的うつ病の患者さんの体調が悪くなり、仕事が滞り、うつ病という診断書を出して、一方的に会社を休んだとします。上司や同僚はその人の仕事を代わってやらなければならなくなり、負担が増え、迷惑をかけられることになります。患者さんは復職しても以前と同じような質と量の仕事はできないうえ、たびたび休んだりしますので、周囲の人もその人をあてにしなくなります。家族も本人がなかなか復職しないので、経済的にも困りますし、本人にどう接していいかわからず、困り果ててしまいます。しかし社会文化的うつ病の患者さんは、自分が周囲の人たちに迷惑をかけているとは思っていません。

また依存症の患者さんは、さまざまなアディクション、たとえば飲酒やギャンブルにのめりこんで借金が増え、家庭内を混乱に陥れます。本人は目の前のことにのめりこんでしまい、ブレーキの利かない状態になっているので、家族もどう対応したらいいかわからず、止めさせようとしても、かえって争い事となり、家庭内は血なまぐさい修羅場と化します。

●セルフコントロールができない病気

両者の病気の患者さんは、セルフコントロールができません。自分の思っていることにのめりこんで、自分のしたいことをしているだけなので、同じことを何度もくりかえします。人前では「同じような過《あやま》ちは、もうくりかえしません」といいますが、それとは裏腹に、心のなかではその思いを深くしまいこんでしまっているのです（これを「面従腹背《めんじゅうふくはい》」といいます）。

アルコール依存症の患者さんの場合、「もう絶対に飲酒はしません」といった舌の根が乾かぬうちに飲んでしまうことがよくあります。本人は、自分が嘘をついたとは決して思っていません。

社会文化的うつ病の場合も、本人は反省の色を示さず、むしろ「自分がつらくて苦しいのは、親や会社の同僚、社会が悪いのだ」と、他罰的な言動をとります。同じような人間関係の摩擦やトラブル、仕事上のミスをくりかえし、休職をくりかえします。

これらの病気は、セルフコントロールのできない点や他罰的な傾向が、性格特徴と同様に酷似しています。

●悩みを「悩み」として向かい合わず、「病気」と捉える現代人

これらの病気で、筆者がもっとも特筆すべきだと思うのは、豊かな社会の若い世代が、自分の将来の目標や生きがいを喪失してしまっているとい

うことです。自分はなにを求め、どのように行動していいのかわからないということです。そのため、中長期的な視野を欠き、目先のことにのめりこんでしまい、うつ症状を訴えたり、さまざまな依存症にのめりこんでいきます。

また、人間は日常生活のなかで、気分（感情）の浮き沈みがあり、体調の良いときもあれば悪いときも当然あるものです。ところが、健康神話にとりつかれている現代人は、悩みや迷いからくる体調不良を、すぐに病気などの症状だと思い込んで、医療機関を受診します（昔、医療保険のなかった時代には、めったに医者にかかることはできませんでした）。

現代人は悩みを「悩み」として向き合うことができず、自分の問題を我慢して自分なりに対処することができなくなっているのです。

とくに社会文化的うつ病は、自分が現在置かれている人間関係や生き方、人生問題の悩みを「うつ病」として、医療次元の問題にして受診します。依存症の患者さんも、さまざまな問題を医療に持ち込んできます。

本来は自分自身の柔軟性を欠いた性格的な問題や、社会に不適応である生きざまに基因したトラブルであるにもかかわらず、病気として医療の次元に持ち込んでいるのが、現代病である両者の本質なのです。

7 依存症の観点からみた現代の心の病気

●自分と向き合うことをしなければ、薬も効果がない

生物学的（典型的）うつ病の治療には、まず休養と薬物による治療法がとられます。薬物療法は

おおむね有効であり、数カ月後にはほぼ回復し、復職できることが多いようです。

しかし、社会文化的うつ病(「新型うつ病」)の治療では、SSRIなどの抗うつ薬の効果があまり期待できません。抗うつ薬は、社会文化的うつ病の表面的なうつ症状を少し緩和させることはできますが、基因となっている社会文化的要因(自分の問題や悩み)を解きほぐし、改善させることはできません。

同じように、社会文化的要因(自分の問題や悩み)を解きほぐさないことには、依存症にもつける薬がないのです。

自ら体験し学習して、理解するようになるまで待つしかない

休養するために何度も診断書を提出して休職をくりかえしていると、結果的に復職が困難になることが多いです。休職は、病気に逃げ込む疾病逃避的傾向がみられるため、復職時期が近づくと、患者さんはまた体調不良を訴え、休職をくりかえすことになります。つまり、職場適応に不具合をもたらしているのです。

休養・休職はなるべく短期間にし、休職をくりかえしたり長引くようであれば、ほかの会社に転職するか、あるいは自分にあう仕事(職業)を見つけるか、また、新しい技術を修得するか、なにかの資格をとるか、早く決着をつけるのがいいと思います。

社会文化的うつ病は、柔軟性を欠き、頑固で堅い性格と、社会や会社組織との不適応的軋轢《あつれき》状態から生じてくるものであることを、本人が洞察し、自覚することが必要です。

残念ながら、現実検討識のない彼らは、その事態を洞察・自覚することができません。未熟で自己愛的、依存的で、主体性の確立されていない彼

らは、仲間との人間関係や上司や会社組織の「非」をあげつらい、他罰的に非難・攻撃します。周囲からはうんざりした辟易《へきえき》とした声が聞こえてきます。世間知らずで頑固な彼らは、矛盾する組織（機構）のなかで、柔軟に対処することができないのです。診察中も、患者さんの訴えを聞いていると、延々と自己主張の話が続きます。

筆者が説得的に話をすると、反発し、反駁《はんばく》してきます。その事態を洞察・自覚させようとしても無理なので、自分の思うようにやらせて、ときには失敗し、自ら体験し学習して、理解し洞察できるようになるまで待つしかありません。

患者さん本人だけでなく、家族の支援と重要な役割をになう自助グループ

依存症の治療には、断酒会やＡＡ（Alcoholics Anonymous）など、さまざまな自助グループの集まりが毎晩開かれています。「言いっぱなし、聞きっぱなし」のグループミーティング（集団精神療法）に長期間出席して、同じ境遇の仲間の話を聞いて、相互学習していくうちに、自分と同じ境遇の他人に共感できるようになり、自分をみつめ、自覚を深め、悟り、回復していくのです。同じように、社会文化的うつ病の自助グループが作られることを切望してやみません。最近、「認知行動療法」、「対人関係療法」が有効であるといわれていますが、その説明は第2章を読んで下さい。

これらの病気には、家族の役割がとくに重要になります。第4章まででくりかえし述べていますが、まずは家族が患者さんに巻き込まれない、振り回されないことが重要です。家族（とくに母親や妻）は、患者さんを早く治そうと焦り、過保護・過干渉的に世話を焼き、面倒をみてしまいがちです。そして、家族もがんばり過ぎて疲弊し、共倒れになってしまうのです。

「話し上手は聞き上手」といわれるように、ほどよい距離を保って、本人のつらい気持を短時間（30分位）聞いてあげましょう。先回りして、なにもかも手助けしてしまうと、本人は家族に依存的となり、余計に自立できなくなってしまいます。家族は「うつ・家族教室」に出席して社会文化的うつ病について正しい理解と、適切な対応を学習し、病気からの回復や再発を防止する術を身につけなければなりません。

「獅子は自分の子を千尋《せんじん》の谷に突き落とし、そこから這い上がってくる子だけを育てる」との例えがあるように、家族は本人をある程度つき放すことが必要です。30〜40代になっても親もとに居続けることはよくありません。早々と家から別居させて（追い出して）、なんでも自分でできるよう自立させることが肝要です。事態に直面化させて、学習させ、自分のことは自分で解決するように仕向けねばなりません。

8 「アメ」と「ムチ」と「生きがいモデル」

社会文化的うつ病の治療には「アメ」と「ムチ」、そして「生きがいモデル」がバランスよく作用することが必要です。幼少期には、すべてを包み込み、守り育てていく母性原理（アメ）が絶対に必要ですが、「アメ」がいつまでも続くと、社会文化的うつ病や依存症になってしまいます（イネイブラー：病気をつくり出すこと）。この病気は、優しさと愛情の母性原理（アメ）だけでは決して治りません。なんとかしてあげようと、愛情深くかかわっていく（母性原理の）家族は、がんじがらめに巻き込まれ、にっちもさっちもいかなくなり、深みにはまりこんでいきます。

そのようながんじがらめにこんがらがった家族の絆（母性原理）を断ち切って、自立を促していく父性原理（ムチ）が必要なのです。社会のルールを守り、困難に立ち向かい、刻苦勉励《こっくべんれい》して自立していくことを教える父性原理が必要不可欠なのです。さらに、自分が将来どう生きていくか「生きがい（モデル）」を自分で見つけなければなりません（これを「自己原理」といいます）。

なにかの「生きがいモデル」を見出すと、人間はどんな困難にも耐え忍んで邁進《まいしん》するものです。人間は必ず光り輝くのです。自己実現に向かって旅立っていくとき、人間は必ず光り輝くのです。

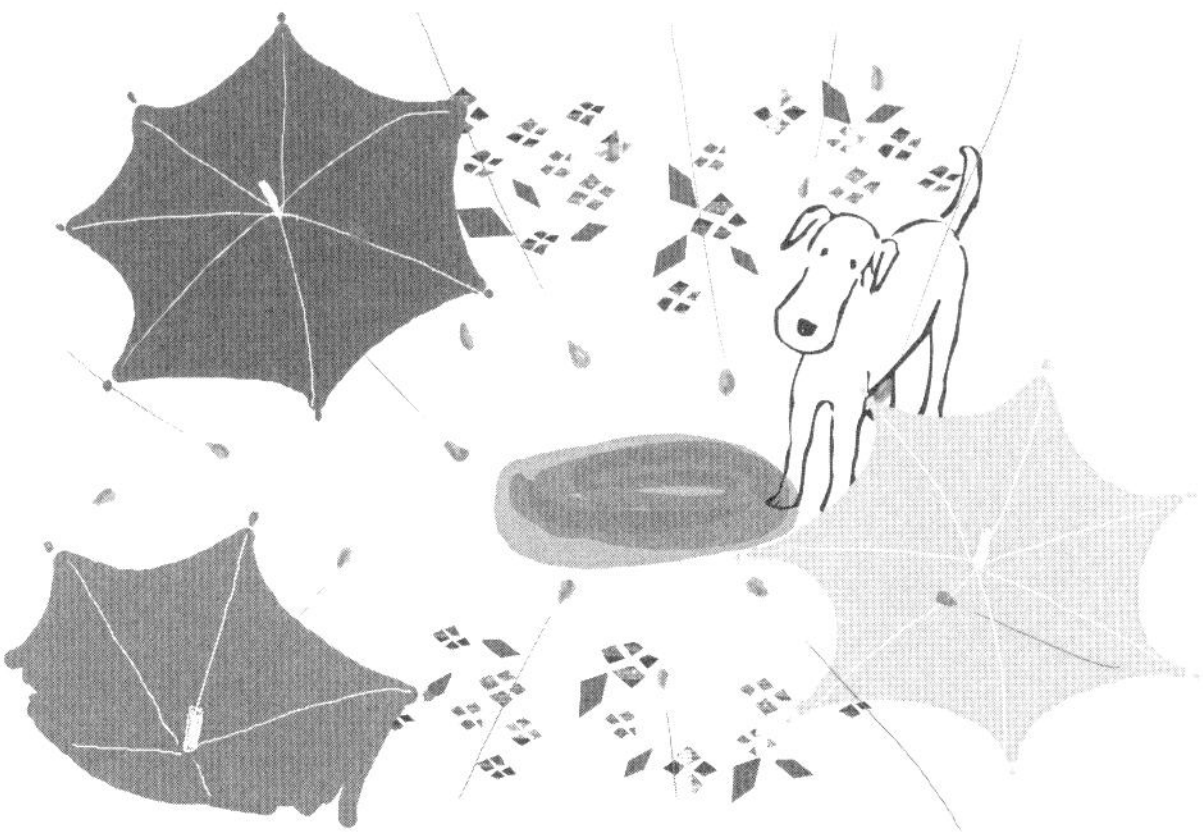

第6章

変わりゆくうつ病

——外来診療現場から——

榎本クリニック院長　深間内　文彦

本章では、メンタルクリニックを訪れる患者さんの診察を通して、患者さん本人の悩みやご家族や周囲の人の悩み、また病気の社会背景などがどのような変化をとげてきたか、印象と概略を述べてみたいと思います。

本書は「躁うつ病」がメインテーマです。躁うつ病とうつ病は似て非なる病気で、治療戦略も根本的に異なるものですが、躁うつ病の患者さんの多くは、うつ状態になってはじめて外来を受診される方が非常に多く、うつ病と診断した後で、躁うつ病だったことが判明するケースもあります。

第4章までで述べているとおり、躁うつ病の躁状態は、患者さんご自身が気づかない場合も多く、診断がとても難しいのです。このような理由から本章では、実際の診察・問診といった治療を通して、まずはさまざまなうつ病（うつ状態）全般を広く捉えていきたいと思います。

1 激増するうつ病の背景とは

厚生労働省は、3年ごとに患者調査を実施しています。うつ病や躁うつ病などを含む気分（感情）障害で治療を受けた人は、1996年と1999年の調査では40万人台でしたが、2002年の調査では71万人、2005年には92万人、2008年の調査では104万1000人に達しています（厚生労働省発表）。

しかし医療機関を受診していないけれども、うつで悩んでいる人は600万人を超えるともいわれています。このような予備軍を含め、いかにうつ症状の患者さんが激増しているかがわかると思います。

うつ病が激増する時代背景

なぜ、うつ病はこのように急激に増えているのでしょうか。

心の病は、その時代の社会を映す鏡といわれています。この10年で社会情勢は大きく変化しました。職場でも家庭でも学校でも、新たなストレスが次から次へと生まれています。

職場では、不況によるリストラなどの雇用不安、契約社員・派遣社員・パートタイムなど雇用形態の変化、長時間労働、業界再編成、企業買収、成果主義の導入、合理化、スリム化、人件費カット、職場のハラスメント、IT化など、職場環境の急激な変化があげられます。また家庭では、共働き、子育て、老親の介護などのストレスがあり、都会の希薄な人間関係による孤独感や疎外感も、うつ発症の引き金となっているでしょう。

さらに不況のなか、ローン返済、多重債務を抱えている人も少なくなく、社会のセーフティネットは弱くなっています。また、「眠らない街」と象徴されるように、現代人のライフスタイルの変化に伴う睡眠や食事に原因があるとする説もあります。

このような状況下で育った現代の若者は、核家族化や少子化に伴い、コミュニケーション能力や社会性を十分身につけられないまま成長し、ストレスに耐える力が弱まっているともいえます。

また、マスメディアやインターネットを通して、有名人のうつ病体験記やブログによるカミングアウト、精神科医の解説などを目にする機会が増え、うつが特別な病気ではないという認識が浸透し、メンタルクリニックに対する敷居が低くなったことも追い風になっています。

全国の精神科診療所数は2500～3000施設あるといわれており、年々増加していますが、都市部のメンタルクリニックを中心に、それ以上の勢いで患者数は増加しています。

診断基準と新しい抗うつ薬

うつ病の診断基準の問題もあります。第1章で述べているように、現在使われている国際的な診断基準では、うつになったきっかけや背景は問題にされず、症状とそれがどのくらいの期間続いているかに焦点を当てているため、本来のうつ病以外の症状も、うつ病として診断されている可能性があります。もちろん専門家は、表情や態度などの非言語的な要素も含めて、総合的に病気を判断するわけですが、この診断基準が大きな目安になっていることはたしかです（第1章表1）。

また、90年代後半から登場した第3世代・第4世代といわれる抗うつ薬の安易な使用が、うつ病（うつ状態）の増加の一因であるという意見もあります。おそらくこれらの要因が複雑に絡み合い、うつ病は「国民病」と呼ばれるまでにありふれた病気となり、一方でさまざまなタイプのうつ病を生み出しているのでしょう。

典型的なうつ病

一昔前まで、うつ病の患者さんが医療機関の外来を受診する場合、しばしばその症状は深刻なものでした。憂うつな気分に加え、なにをするにもまったく体を動かせず、夜は眠れず、食事も摂れず、家族に連れられてやっと病院にたどり着く、という状態でした。見るからに全身のエネルギーが枯渇《こかつ》してしまったという雰囲気が漂い、憔悴《しょうすい》しきったうつろな表情で、自分では症状の説明ができないことさえよくありました。

また、うつ病になったのは自分のせいだ、と自らを責める気持ちが強く、「この世から消えてなくなりたい……」という自殺念慮《じさつねんりょ》を抱いている患者さんも珍しくなく、入院治療を考慮する必要がありました。

　このようなうつ病の性格傾向として、次のような特徴があげられます。

・あまり融通はきかないが、まじめで几帳面
・責任感があり、他人に配慮する気持ちが強い
・社会的秩序を守り、自己犠牲的精神をもっている

　いわゆる会社人間で、信頼のおける中高年男性というイメージが強かったのです。このようなタイプを「従来型うつ病」としておきましょう。

　もちろんこのタイプのうつ病の患者さんは、今でも一定の割合で受診しています。しかし90年代後半頃より、症状や経過の点から、従来型には当てはまらない、つまり典型的ではないタイプのうつ病、「新型うつ病」が急激に増加してきたように思います。

●軽症化と治りにくいうつ

　全般的に、うつ病は軽症化しているといえるでしょう。これは前述したように、うつ病に関する世間一般への理解が広まり、病院やクリニックを受診することに対して、患者さんや周囲の人の抵抗感が薄れたことが関係しています。病気の早期発見・早期治療という点からもいいことだと思います。

　ここでいう「軽症」とは、診断基準を満たす症状の数が多くはなく、症状の程度もそれほど重くないので、仕事や学校、家事などふつうの社会的・日常的な活動には、はなはだしい支障はないというレベルです。ただし、軽症だから治りやすいかといえば、必ずしもそうとはいえず、ズルズルと慢性化してしまうケースもあります。

2 そもそもうつ病の原因とは

うつ病になる原因は、はっきりとはわかっていません。通常うつ病は、先に述べたようになりやすい素質（性格）の人が、次のような状況に陥ったときに発病すると考えられます。

・自分にとって大切なもの（対象）を失ったとき（心理的原因）

・職場での人間関係や夫婦間・親子間の問題などが悪化したとき（環境的要因）

・ストレスや慢性的な疲労が蓄積している状態で、身体のバランスを崩したとき（身体的要因）

うつ病は脳のなかで、情報の受け渡しをしている神経伝達物質の働きに不調が生じ、心と体にさまざまな症状が出現します。「なまけている」とか「気が弱い」といった性格や気力の問題で発病するのではありません。また、単なる疲れだけからくるものでもなく、治療を必要とする病気です。

●憂うつな気分とうつ病の違い

では「うつ」とは、いったいどのような状態のことをさすのでしょうか。

誰でも仕事上のミスや失恋、家族関係などのストレスから、気分が落ち込み、眠れなくなることがあります。ただ通常は、数日で気分の落ち込みが回復し、「またがんばろう」という気持ちが湧いてきます。ところが、いつまでも気分が憂うつで、元気が出ない状態が続く場合を「うつ状態」といいます。このうつ状態が2週間以上続くと、日常生活に支障が出はじめ、「うつ病」と診断されます。

またうつ病は、単なる気分の落ち込み（ふつうの憂うつな気分）だけではなく、症状の程度が強く、人間の生命エネルギー、つまり〝生きる意欲〟が失われていく病気です。そのため感情面だけではなく、思考・意欲・行動・身体面などに多彩な症状が出現し、うつ病と気づかれない場合も少なくありません。

　ですから、気分が落ち込んだ状態、つまり「うつ状態」がイコール「うつ病」と考えられがちですが、うつ状態は「気分が落ち込んだ状態」であって、病名ではありません（表13）。うつ状態は、うつ病に限らず、身体的な病気を含め、いろいろな病気の症状としてあらわれることがあります。

うつ病の診断基準

　気分障害は、大うつ病、双極性障害、気分変調性障害・その他、に分類されていますが、そのどれにもうつ状態があらわれる可能性が

表 13.「うつ病」と「ふつうの憂うつな気分」との違い

	うつ病	ふつうの憂うつな気分
日常生活に与える影響	・会社や学校に行けない ・家事ができない	・憂うつそうではあるが、ひととおりの日常生活は送ることができる
考え方	・自分を責め、ひどく後ろ向きになる ・ときに妄想的である	・後ろ向きではあるが、現実からずれない
他者の慰めやアドバイス	・まったく聞く耳をもたないので、周囲が疲れてくる	・アドバイスを求め、慰められると喜ぶ
対人接触	・避ける	・好きな人や頼りにしている人には近づく
良い出来事の効果	・まったく改善しない、むしろ悪化する	・改善することが多い
症状の持続	・最低2週間以上毎日（治療しなければ数カ月以上）	・不安定
症状の変化	・日内変動	・日によって異なる

⑤おっくう感

：疲労感とも関係しますが、体の動きが緩慢になり、口数が少なくなり、さらにひどくなると、ほとんど寝たきりのような状態になることもあります。入浴や歯磨きなど、日常生活の基本的な動作すらままならなくなります。専門用語では精神運動制止（抑制）といいます。

⑥疲れやすさ

：なにをするにも体がだるく、気力がなくなり疲れやすくなります。それでもぎりぎりまで仕事を休むことなく、自分から家族や職場の同僚・上司に打ち明けることをあまりしないので、周りの人は本人のつらさに気づきにくいことがあります。

⑦罪責感

：うつ病になると自分を実際よりも低く評価し、物事を悪いほうにばかり解釈する傾向が強まり、悲観的になります。悪いことはすべて自分の責任であると捉え「自分はダメな人間だ」、「生きている価値がない」などと考えます。

⑧決断力・集中力・記憶力・判断力の低下

：仕事や勉強に集中できなくなり、簡単なことでも判断や決断することが難しくなります。物忘れもひどくなり、自分は認知症になったのではないかと心配する患者さんもいます。うつ状態によって、一見認知症のような症状が見られるのは「仮性認知症」と呼ばれたりしますが、この場合はうつ病の治療によって改善します。

⑨死への思い

：無価値感や自責感から、死にたいという気持ち（希死念慮）が出現することがあります。

表14. DSM-Ⅳ-TRによるうつ病エピソード診断の解説

①抑うつ気分 ：憂うつな気分、寂しさ、もの悲しさ、気分の落ち込み、なんの希望ももてない、などの訴えがよくあります。
②興味や喜びの喪失 ：うつ病にかかると、これまで楽しかった活動に対する興味・関心が低下して、なにをやってもつまらなく思え、喜びの感情が湧いてこなくなります。好きだった音楽を聴いたり、テレビを見たり新聞を読む気がせず、かつては熱中していた趣味にも関心がなくなります。人に会うことも避けるようになります。
③食欲の低下（あるいは増加） ：一般にうつ病では食欲が低下します。「なにを食べてもおいしくない」、「無理矢理口のなかに食べ物を押し込んでいる」、「味がしない」、「まるで砂を噛んでいるようだ」などと表現します。食欲の低下とともに体重の減少がおこり、内科を受診することが多く、若い女性では拒食症と診断されることもあります。逆に食欲の亢進《こうしん》、つまり過食になる場合や、甘いものなど特定の食べ物ばかりを好んで食べる場合もあります。
④睡眠障害 ：睡眠障害のタイプには、入眠困難（寝つきが悪い）、中途覚醒（途中でよく目が覚める）、早朝覚醒（朝早く目が覚める）、熟眠障害（ぐっすり眠れない）があります。うつ病ではどのタイプの睡眠障害も起こる可能性がありますが、早朝覚醒がうつ病に特徴的だといわれています。午前3時や4時に目が覚め、そのまま眠れなくて布団のなかで悶々と思い悩んでいる状態が続きます。軽いうつ病でも、10人のうち7～8人には睡眠障害がみられ、本格的なうつ病であれば必ず睡眠障害を伴います。なお、うつ病の睡眠障害は不眠が一般的ですが、不眠とは逆に夜の睡眠が長くなって、そのまま日中も寝てばかりいるといった過眠状態になる場合もあります。

あります。第1章で述べているように、アメリカ精神医学会が定めた精神疾患の診断基準であるDSM-Ⅳ-TRにうつ病エピソード診断があります。まずは、この典型的なうつ病によくみられる症状について説明しましょう。

表14の①または②のどちらかを必ず含み、合計5項目以上の症状が、ほとんど毎日、そして1日中、2週間続けて存在すると、「うつ病」の診断がなされます。

最近は、「うつ病の自己診断テスト」といったものを雑誌やインターネット上でよく見かけます。病気の早期発見のためにはいいかもしれませんが、一つ一つの項目にこだわりすぎると、かえって本質を見誤ることもあります。これらはあくまで目安であり、診断は専門家に任せ、自己チェックで安易に一喜一憂するのは避けましょう。

●うつ病に伴うそのほかの特徴

ほかにも典型的なうつ病によく見られる症状として、次のものがあります。

［不安・焦燥感］

うつ病では、しばしば不安状態を伴います。うつ病で体験される不安は、漠然とした不安感ですが、そのために居ても立ってもいられない状態を、焦燥感といいます。焦燥感が強くなった場合は、落ちつきなく動きまわったり、不安を打ち消そうとしてしゃべり続けたり、周囲の人に何度も同じことを確認したりします。

不安・焦燥感の強いうつ病は、中高年の女性に多いといわれています。一般的にうつ病というと、元気がなく動きも鈍い状態をイメージしますが、このように落ち着かず、動きが多く見られる場合もあります。

［日内変動］

抑うつ気分や疲労感、意欲や気力の低下などの症状は、1日のうちで変化します。もっとも状態が悪いのは、朝から午前中にかけてであり、夕方から夜になると、比較的楽になるという日内変動がみられます。

3 さまざまなうつ状態

●双極性障害（躁うつ病）

双極性というのは「躁」と「うつ」のふたつの「極」があらわれるという意味で、従来「躁うつ病」と呼ばれていました。

躁状態では、気分が高揚し万能感にあふれ、夜中は一睡もせず電話をかけたり、高価なものを買ったりパチンコなどのギャンブルに依存したり、飲酒して常軌を逸した行動に走りがちです。このタイプは、双極性Ⅰ型といわれ、躁状態がはっきりしていて、周囲からもわかりやすいといえます。

双極性Ⅰ型に比べると、双極性Ⅱ型は躁状態が軽く、本人は調子が良い状態と思い、躁状態であることを自覚されない場合がほとんどです（第1章図1）。躁うつ病の患者さんは、つらいうつ状態のときに病院やクリニックを訪れることが多いので、躁うつ病のうつ状態ではなく、うつ病として診断されてしまうケースが多いのです。

診察時、医師は丁寧にこれまでの患者さんの経過について話を聞くことが求められます。患者さんや家族の方も、自分たちは些細なことだと思っても、なんでも医師に伝えることが、誤診を防ぐことに繋がります。また躁うつを知るためのチェックシート（TEMPS-A、MDQ、BSDSなど）も参考になります。

うつ病の治療と双極性障害（躁うつ病）の治療

は根本的に異なるものです。双極性Ⅱ型はⅠ型と比較すると軽症であるかのような印象をもたれがちですが、うつ病として治療を続けていると、うつと躁の波が大きくなったり、その波の周期が短くなる（ラピッドサイクル）など、感情がますます不安定になることがあります。双極性障害の場合はうつ病に比べ、症状を安定させるため、長期間にわたり気分安定薬を服用しなければなりません。

気分変調性障害

うつ病の診断基準を満たすほど深刻ではないけれど、憂うつな気分とともに疲労感、集中力の低下、自信欠乏状態などが、2年以上慢性的に続いている場合をいいます。

10～20代からはじまることが多く、心が晴れない状態が、ふだんの自分の気分、あるいは性格だと思い込んでいることが多いので、なかなか受診に結びつきません。これまで「抑うつ神経症」や「神経症性抑うつ」などと呼ばれていたものが含まれます。

季節性うつ病

季節によってうつ症状があらわれます。冬の時期に症状があらわれることが多く、その場合は冬季うつ病といわれます。（日本では男性にも多いのですが）一般的には女性に多いといわれ、気分が落ち込み、無気力状態になります。日中でも眠気が強く、甘いものをたくさん食べたりします。

原因は、日照時間が短くなることで脳内のセロトニンのバランスが崩れ、脳の働きが低下するためだといわれています。実際、緯度の高い地域では、このタイプのうつ病が多いことがわかっています。高照度光療法といって、一定の照度の人工光を一定時間浴びることで改善します。

産後うつ病

産後3日以内に生じる悲しみや惨めさなどの感情は、マタニティーブルーと呼ばれ、出産した多くの女性が経験します。こうした感情は、通常2週間以内におさまるので、あまり心配することはありません。

一方で、産後うつ病はこれより重症の気分の変化をいい、数週間から数カ月間続きます。このタイプのうつ病は、出産した女性の10%程度にみられます。妊娠中に上昇していた一部のホルモン、とくにエストロゲンとプロゲステロンが急激に減少することが一因と考えられています。

妊娠前からうつ病だった人は、産後うつ病になる可能性が高いので、医師や看護師にうつ病のことを伝えておく必要があります。気分が不安定になり、頻繁に泣くようになったり、強い疲労感、絶望感、不安焦燥感、刺激への過敏性、睡眠障害などの症状がみられます。

産後うつ病の人は、産んだ子どもに愛着を持てず、母親としての役割が果たせないと悩み、育児に自信をなくしたり、過度に神経質になったり、育児を放棄してしまうケースもあります。重症な産後精神病では、うつ状態に加えて、幻覚、妄想、罪悪感、自殺願望などがみられることがあります。

産後うつ病は、放置しておくと長引く傾向があり、子どもの発達にも悪影響を及ぼします。無理心中や児童虐待などという最悪の事態も予想されますので、早めの対処が必要です。

体の病気が原因になっている場合

さまざまな体の病気により、うつ状態になることがしばしばあります。代表的なものとして、がん、心臓病、脳卒中、高血圧、糖尿病などがあげられます。生活習慣病に伴い、うつ状態が起こることも多く、それ以外にもパーキンソン病や自己免疫疾患、甲状腺の病気、ある種の感染症などで抑うつ症状が出現する場合があります。

これらの病気によってうつ症状がでると、免疫機能が低下して、身体疾患の回復に支障をきたすので、うつ病の治療も必要となります。また、降圧薬やステロイド薬、肝炎の治療に用いられるインターフェロンなどでも、うつ状態が引き起こされることがあるので、もとの身体疾患そのものによるうつ状態なのか、服用している薬によるものなのか、かかりつけ医とよく相談しなければなりません。

●適応障害におけるうつ状態

職場・学校・家庭といったある環境において、はっきりとしたストレスが存在し、それが原因となって精神的に不調をきたしている状態で、うつ状態、不安、不眠、ものごとに過敏になるなどの精神的な症状のほかに、頭痛、肩こり、吐き気、食欲不振、全身倦怠感などの身体的な症状があらわれ、欠勤やひきこもりなど、社会的に不適応な状態に陥ります。

一般的には、原因となるストレスが起こってから3カ月以内に症状が出現し、ストレスの原因が取り除かれれば、6カ月以内に症状は回復するといわれています。

適応障害の場合、問題となっている環境を改善することが先決ですが、症状に応じて薬物治療や休職・休学が必要になることもあります。症状が重ければうつ病の診断になります。また、ストレス源がなくなったあとも、長期間にわたりうつ状態が継続する場合もまれではありません。

●うつ病とほかの障害との関係

欧米の調査によれば、うつ病にかかっている人の約半数に、なんらかの不安障害が認められるといわれています。不安障害には、社交不安障害[※1]、強迫性障害[※2]、パニック障害[※3]などがありますが、うつ病にこれらの不安障害の症状を併せ持つ例は多く、米国で実施されたSTAR*Dという調査では、うつ病の患者さんの約30％に社交不安障害が併存し、15％程度に強迫性障害やパニック障害がそれぞれみられたと報告されています。逆に、不安障害を持つ人の7割に、うつ病が併存しているともいわれます。ちなみにうつ病とアルコール依存症の併存に関しては、12％と報告されています。

※1　社交不安障害：人前で話をする、人と食事をするなど、周囲の注目が集まるような状況において、強い不安や恐怖を感じ、手足の震え、動悸、吐き気、赤面などの身体症状もあらわれる。

※2　強迫性障害：自分ではコントロールができない不合理な考えが頭に浮かび、その不快な考えや気分を振り払おうとして、さまざまな行為を行う。たとえば汚れが気になって何度も手を洗ったり、鍵をかけたことを何度も確認しないと気が済まないなど。

※3　パニック障害：閉鎖的な空間や逃げ場のない場所で、突然強い不安や恐怖感を感じ、動悸や呼吸困難、めまいなどの症状が起こる。

4　新しいタイプのうつ病とは

●従来のうつ病と新しいタイプのうつ病

従来型の典型的なうつ病というのは、これまで説明したように、気分が沈んで何事に対しても興味関心がなくなり、そんな自分を責めてばかりいるといったイメージです。ちょっと難しい用語ですが、この従来型のうつ病をメランコリー親和型うつ病といったりします。メランコリーとは「憂うつ」という意味ですが、秩序を愛し、几帳面で仕事熱心、対人関係では律儀で誠実、他者への配慮が厚く、責任感が強いといった特徴を兼ね備えた性格の人が、うつ病を発症しやすいと考えられていました。

ところが、最近にわかに増えてきたニュータイプのうつ病は、これまでのうつ病のイメージにはあてはまらない、うつ病あるいはうつ状態です。

新しいタイプのうつ病の特徴として、20～30代を中心に「職場ではつらいと感じるけれど、帰宅後や会社や学校へ行かなくていい休日は、自分の好きな趣味などに没頭でき、活動的になる」、「やりがいのある仕事に巡り合えなくて、自分を不運だと思っている」、「うまくいかないことがあると、身近な人間や会社のせいにする」、「うつで休職することに対し、あまり抵抗感がない」、「ちょっとした他人の言動に過敏に反応し、落ち込んだりイ

表 15. 従来のうつ病と新しいタイプのうつ病

	メランコリー親和型うつ病	ディスチミア親和型うつ病
年齢層	中高年層	青年層
関連する気質	執着気質	退却・無気力
病前性格	社会的秩序・配慮・几帳面	自己愛・秩序への否定
症候学的特徴	焦燥・疲弊・自責感	不全感・他罰的・衝動的
薬物への反応	多くは良好	多くは部分的効果
症状の持続	最低2週間以上毎日 (治療しなければ数カ月以上)	不安定
症状の変化	日内変動	日によって異なる

ライラしやすい」といった患者さんが増えています。

そこで便宜上、典型的な症状が見られる従来型のうつと区別して新型うつなどと呼ばれるようになりました。従来型であるメランコリー親和型うつ病と、新型うつ病の代表格であるディスチミア親和型うつ病の特徴を比較したものを表15にまとめました。

●新型うつ病にかかりやすい　若者が育った環境

地域社会における共同体意識の低下、家族や同世代の子どもたちとのふれあいの減少、変貌する教育現場、インターネットや携帯電話、オンラインゲームの浸透による生《なま》のコミュニケーションの希薄化などが、若い人の社会適応能力を低下させたと唱える専門家もいます。

第5章でも述べているように、少子化や核家族化の影響で、物質面において豊かで恵まれた環境に育ち、大きな葛藤を持つこともなく過保護に育てられ、性格形成や精神的発達過程において自己中心的で未熟なまま社会に放り出された若者は、社会のルールに適応できないという面もあります（これらを「打たれ弱い人のうつ」と呼ぶ専門家もいます）。

30代を中心に、心の病を抱える人が多いことは先ほど述べましたが、この世代の人にとって、入社当時はバブル景気だったのが、その後のバブル崩壊と共に大きな不況の波が押し寄せ、先行き不安で不透明な状況がずっと続いています。

職場での交流が減り、気軽に相談できる雰囲気がないことも指摘されています。そのため、悩みがあっても上司に相談することもできず、精神的にギリギリになるまで自分のなかに溜め込んでしまい、あるとき風船が割れるように、それまで蓄積していた疲労が一気に爆発するということが起きているのかもしれません。

古き良き時代の家族的な連帯はなくなり、自分が所属する組織の明日の姿も確実ではないにもかかわらず、つねに効率性や厳密性を求められ、緊張にさらされ続けています。このような状況下で、将来を描けないまま孤立化する彼らにとって、「働く意味」や「生きる意味」を問い直す作業が、今必要とされているのかもしれません。

このように、発病に至るバックグラウンドがこれまでの社会状況とは大きく異なるため、新型うつ病の症状や対応が、従来型うつと異なるのは、当然のことなのかもしれません。

●新型うつ病とは

新型うつ病は、提唱者によって「○○うつ病」とさまざまに命名されており、うつ病の診断基準に当てはまっても、必ずしも固有の病気として明確に位置づけられていません。新型うつ病を、うつ病とは認めないという立場をとる専門家もいて、混乱状態にあるといえます。今後、「うつ病」の診断についてはきちんとした検討がなされるべきでしょう。

現時点で、新型うつ病と呼ばれているものについて、その概略を説明します。

［逃避型抑うつ］

職場における配置転換などをきっかけに、不適応が生じるとうつ状態に陥り、職場での対人関係を避けて出社拒否となります。休職することで、比較的短期間で症状は軽快しますが、復職の時期が近づいてくると、再び出社恐怖の状態になります。

しかし、仕事以外の趣味や自分の興味があることに対しては、活発に取り組めるという、いわゆる現実逃避傾向が強く、これが新型うつ病の側面を表しています。逃避型抑うつは、比較的古い概念ですが、近年の新しいうつ病が脚光を浴びることにより、再び注目されています。

［職場結合性うつ病］

20〜30代の若い世代を中心に、職場における「ミスを許さない緻密性」や「完全主義的傾向」に押しつぶされ、精神や生活にゆとりがなくなり、身体的にも疲労が蓄積し、不眠や頭痛などの症状があらわれはじめ、不安や焦燥感、パニック発作からうつ病に発展することもあります。本人はそれなりに仕事をこなしているわけですが、正当に評価されないことに対して、不満や反発心を抱いていることもあります。自殺念慮が強い場合などは、入院治療を考慮する必要があります。

［現代型うつ病］

特徴として、次の点があげられます。

①比較的若年者（30歳頃から）にみられることが多いが、中年期にもみられる

②患者さん自らが、進んで早期に受診することが多い

③仕事上、困難に直面せざるを得ない状況になると、当惑や恐怖感を覚える

④自己中心的に見えることが多い

⑤組織への一体化や、同僚への連帯感を避ける傾向が強い

⑥仕事以外の趣味的活動や、私的な勉強などは、熱心に続けていることがある

このタイプの人々は、自分のペースを乱されることに対する抵抗感が強く、会社組織の一員としてよりも、プライベートな時間を大切に守っていきたいという考えが強いです。変化に弱いという点では、従来型のうつと共通する部分があります。

［未熟型うつ病］

子ども時代から両親の保護のもと、物質的に何不自由なく育てられた若者が、社会に出て自立を迫られたとき、社会（企業）の規範に適応するこ

とができず、挫折感からうつ状態に陥るケースです。内省に乏しく依存的・自己中心的で、周囲に対して攻撃性をもつという特徴があります。不安感や焦燥感に加え、さまざまな身体面での不調、パニック発作、自殺衝動を起こすこともあります。

入院などの庇護された環境におかれると、軽い躁状態を示したりすることがありますが、元来人付き合いは悪くなく、循環気質（社交的、協調性、善良など）という面から双極性障害（躁うつ病）の一種と考えられます。

［ディスチミア親和型うつ病］

この名称は、いわゆる従来型うつである「メランコリー型うつ病」に対して命名されました。メランコリー型が中高年に多いのにくらべ、ディスチミア型は1970年代以降に生まれた比較的若い人たちに多いといわれています。彼らは、社会生活におけるさまざまな人間関係、仕事のノルマや社会（企業）の規範に重圧を感じ、自ら医療機関を受診し、休職のため診断書を求めるというパターンがよくみられます。

現実（仕事）回避傾向があり、会社や上司への非難を口にし、無気力、ときに衝動的な自傷行為におよぶこともあります。逃避型抑うつや未熟型うつ病と重なる部分が多くみられます。休養と服薬だけでは回復が困難なことが多いのですが、環境の好転により急激に改善することもあります。

［非定型うつ病］

うつ病といえば、「寝つきが悪い」、「朝早く目が覚めてしまう」、「寝た気がしない」など不眠にまつわる症状が圧倒的に多いのに対して、この非定型うつ病は、放っておけば何時間でも寝てしまうという、過剰な睡眠に陥る傾向があります。同様に、典型的な従来のうつ病では、食欲がなくなり体重が減少することがしばしば起こりますが、非定型うつ病の場合は、むちゃ食いをするなどの衝動的な過食傾向があります。

また、一般的なうつ病では、朝が一番調子が悪く、時間が経つにつれ徐々に良くなるのに比べ、非定型うつ病では夕方から夜にかけて、発作的に不安や抑うつ、イライラがひどくなり、調子が悪くなるという特徴があります。体は鉛のように重く感じます。

対人関係では、他人からの攻撃や非難に対して過敏に反応し、うつ状態がひどくなったり、過去の嫌な出来事が突然よみがえり（フラッシュバック）、イライラが募って感情がコントロールできなくなり（怒りの発作）、健全な付き合いができなくなることもあります。逆に、自分にとって良いことがあると、それに反応して気分も変わりやすいという傾向があります。若い女性に多いというのも特徴です。買い物に依存したり、アルコールやインターネットなどに逃避することもあります。

そして、この非定型うつ病の多くの患者さんは、パニック障害を併存しています。電車や人混みなど逃げ場のない場面で、激しい動悸や呼吸困難、発汗、手足の震え、死の恐怖などのパニック発作が起こります。またその恐怖心のために外出を避け、日常生活に支障をきたすこともあります。

治療は、薬物治療のほかに規則正しい生活をし、認知行動療法などを組み合わせて行います。非定型うつ病は、国際診断基準であるＤＳＭ－Ⅳ－ＴＲにも取り上げられています。

コラム

実は昔からあった？　古くて新しい新型うつ病

かつて 1970 年代に、一群の大学生に対して、「アイデンティティの拡散」、「長期化するモラトリアム」、「スチューデントアパシー」という呼称をつけたことがありました。

一般的に「アパシー」とは、「やる気がでない」、「なにかに積極的に取り組む意欲や情熱が湧かない」という意味ですが、彼らの「アパシー」とは「やる気がでない」ことに加えて、情緒的な交流が生じるような対人関係の場から距離を置く傾向がありました。

学生の本分である学業からは撤退し、留年をくりかえしたりするわりには、優劣と関係のないアルバイトや趣味など副業には積極的に参加し、しかもかなり高い評価を受けることがあるといったものでした。

つまり、「社会からの部分的な退却」という意味で、「退却神経症」と呼ばれました。本人はこのことを、さして問題とは思わず、いつもあと一歩というところで先回りして現実問題との直面化を回避してしまうという特徴がありました。

その後「サラリーマン・アパシー・シンドローム」、「出社拒否症」、「途中下車症候群」などサラリーマンにもその傾向が広がったことが指摘されていました。

このように、かつての若者のアパシーと従来型のうつ病が重複するような形で、新型うつが増えているといっても過言ではないでしょう。ときに「気まぐれ」、「わがまま」、「お天気屋」、「甘えか、病気か？」などとみられてしまうことがありますが、現代社会にうまく適応できないという点では、深刻な問題をはらんでいるともいえます。

いつの時代にもそれなりのストレスはありました。昔の方が生活自体は厳しかったにもかかわらず、昨今の新型うつ病の急増の背景には、やはり社会構造の変化との関係がありそうです。

第7章

職場復帰支援（リワーク）プログラム

榎本クリニック院長　深間内　文彦

1 うつ病治療の原則

うつ病治療の基本原則は、患者さん本人および周囲の人々の病気に対する理解、十分な休養、薬物療法、精神療法、環境調整、周囲のサポートなどがあげられます。薬物療法については、第4章までで詳しく述べているので、ここではあまりふれませんが、いずれにせよ、うつ病を治療し、その先には復職するという目標にむかって、ゆっくりと進んでいく必要があります。

●客観的なうつ病の診断

体の病気であれば、血液や尿、レントゲンといった検査データに基づいて診断されることが一般的ですが、うつ病をはじめとするメンタル疾患は、患者さん本人や家族の主観的訴えをもとにして、診断する部分が大きいといえます。

最近注目されているものに、光トポグラフィー検査があります。光トポグラフィー検査（ＮＩＲＳ）とは、近赤外光というものを利用して脳（大脳皮質）の活動状況を調べる検査です。近赤外光とは、暖房器具などでよく使われている遠赤外光より波長の短い光で、骨や筋肉や水などを透過しやすく、血液中のヘモグロビンに含まれる酸素の量によって吸収される量が変化するという特性があり、これを利用して脳血流量の変化を計測しグラフや画像として表示することが可能です。このグラフの波形や画像のパターンの違いから、さまざまな精神疾患を鑑別できるようになってきました。

たとえば「うつ病」と診断され、うつ病の治療を受けていた患者さんの症状がなかなか改善せず、この検査を受けたところ「躁うつ病」であったと判明するケースもあります。比較的簡単に行え、診断の補助および治療効果の判定として有用です。

検査は基本的には写真1のようにヘルメット状の装置を頭にかぶるだけで痛みもありません。2009年に、精神医療分野としてははじめて先進医療の承認を受けています。

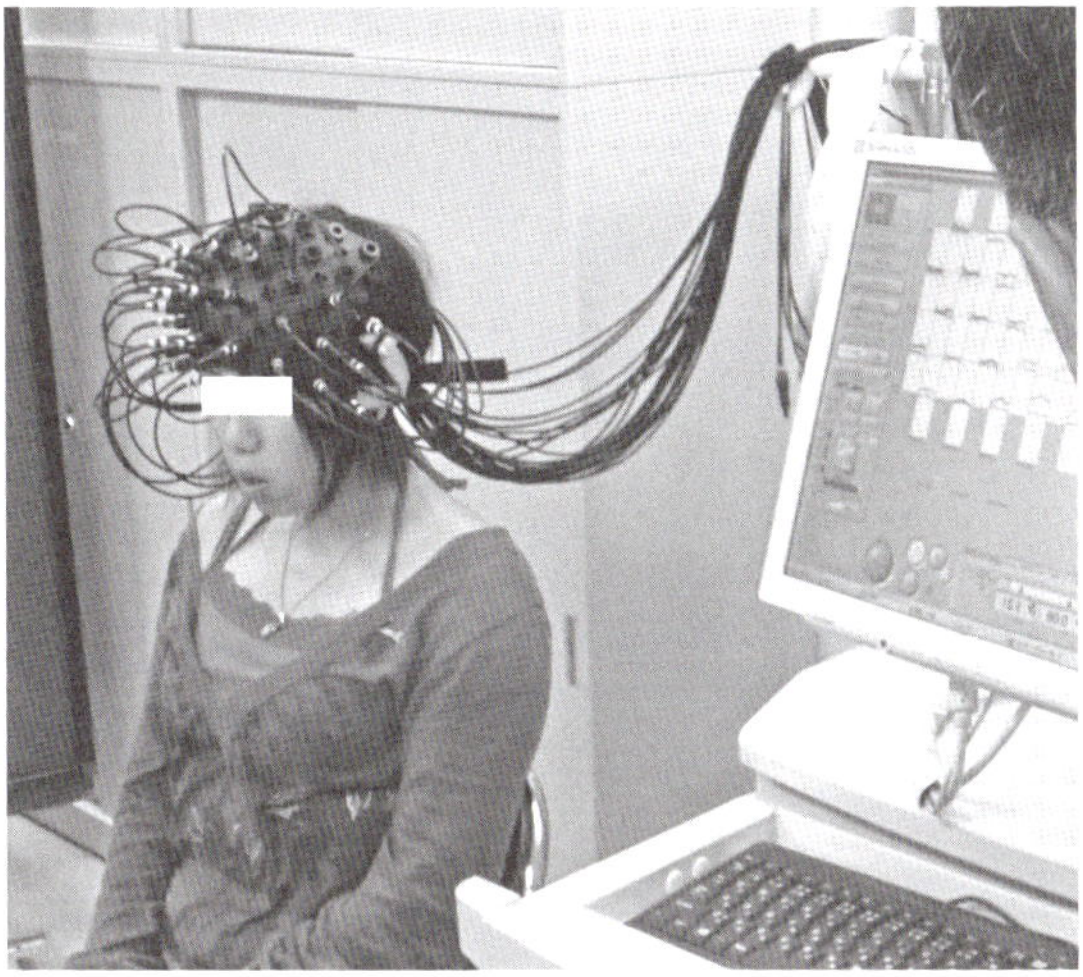

写真1．光トポグラフィー検査

薬物療法について

うつ病の患者さんの脳内では、セロトニンやノルアドレナリンという神経伝達物質の放出量が減少しているといわれています。そのため、セロトニンやノルアドレナリンを増やす目的でSSRI、SNRI、NaSSAといわれる抗うつ薬が、第一選択薬として用いられることが一般的になってきています。

これらの薬は、従来の抗うつ薬に比較すると副作用が少ないという利点があります。とはいうものの、服用初期には、吐き気や嘔吐、食欲不振、のどの乾き、眠気、だるさといった副作用が出ることがありますので、副作用がつらい場合は医師や薬剤師に相談しましょう。またほかの薬を飲んでいる場合や、妊娠の可能性がある場合も、医師や薬剤師に知らせておきましょう。

　薬は決められた量を、決められた時間に飲むようにし、自己判断で服薬を中断してしまうことのないよう注意しましょう。薬を急に止めてしまうと、次のような症状があらわれやすくなります。

・くらっとめまいがする
・フワフワした感じがする
・頭が痛くなる
・胃がムカムカする
・手足がビリビリする
・イライラする

　また、アルコールと薬を併用すると、思わぬ副作用が出ることがありますので、アルコールは飲まないようにしましょう。

薬物療法以外の治療

　心理面に働きかける精神療法に、認知行動療法、対人関係療法、森田療法、マインドフルネス、DBT、ACTなどがあります。これらは薬物療法と併用されることが多いのですが、軽度のうつ病の場合は、心理療法のみで効果を発揮するケースも多いといわれています。とくに認知行動療法は、うつ病の患者さんにありがちな、考え方のクセを修正することで、再発予防にも効果があるといわれています。

　ほかには通電療法や、（まだ試験的な段階ではありますが）長引く難治性のうつ病に対して、磁気刺激療法というものがあります。入院の必要はなく、痛みもないため、手軽に受けられる治療法として今後期待されています。

●そのほかの注意

睡眠で大事なことは、寝る時間を決めることよりも、起きる時間を一定にすることです。そうすることで1日のリズムが保たれ、やがて就寝時間も一定になってきます。またお酒に頼って寝ようとする人がいますが、お酒を飲むと睡眠の質がかえって悪くなります。のどの渇きで朝早く目が覚めたりして、熟睡感が得られません。

アルコールの連用は、うつ状態をますます悪化させ、不快なうつの気分を酒によって紛らわしているうちに、アルコール依存症に陥ってしまうという悪循環につながる危険性がありますから、少なくとも治療中は禁酒すべきです。薬との飲み合わせの問題もあります。

どうしても自分の力で飲酒をコントロールできない場合は、アルコール依存症の治療を優先しなければなりません。アルコールとうつとの相性は非常に悪いのです。

2 職場のメンタルヘルス

●メンタルヘルス不調・不全による休職者の実態

「2006年度国家公務員長期病休者実態調査結果の概要」（人事院発表）によれば、一般職の国家公務員で1カ月以上病気により休職している人は、6105人（全職員の2・04％）となり、2001年度の調査の0・46％から3倍近く大幅増加しています。その約7割が気分障害による休職です。地方公務員や公立学校の教員も、ほぼ同じような状況にあります。がんや循環器系の病気による休職者の数がさほど変化していないにもかかわらず、心の病による休職者数は急増しています。

一般企業においても、「メンタル面の不調により1カ月以上休職している社員がいる」と答えた企業は62・7％で、年々増加しています（「企業におけるメンタルヘルスの実態と対策に関する調査結果」労務行政研究所2008年）。また、休職者の65％は働き盛りの30代が中心で、メンタル不調のうちもっとも多いのは、うつ病を含む気分障害で8割以上におよんでいます（財団法人・社会経済生産性本部・メンタルヘルス白書2007年版）。

2009年度における心の病による労災申請は927人で、うち269人が認定されています。これを年代別にみると、やはり30代が28％ともっとも多く、次に20代、40代と続きます。

脳や心臓の病気など、体の病気による労災申請が中高年に多いのに比べて、心の病による休職は、比較的若い世代に多いという特徴があるといえます。この年代は、企業にとって中核的な戦力であり、仕事の量・質とも過重になりがちですし、社会変動に伴って将来に対する不安も強く、さまざまなプレッシャーからうつ状態に陥りやすいと考えられます。いったん休職に追い込まれ、適切な職場復帰ができない場合、退職せざるを得ないこともあり、本人はもちろんですが、企業にとっても大きな損失であり、従業員のメンタルヘルス対策に力を入れている企業は増えてきています。

うつ病に対するリハビリテーション
―職場復帰に向けてのプロセス―

個人差もありますが、ほとんどの人はうつ病の適切な治療を受けることにより、だいたい3カ月から半年も経つと、ほぼもとのレベルまで回復します。しかし、いきなり職場復帰を目指すと、回復がスムーズに進まず、復職したけれどすぐにまた再発して再休職してしまうというケースがよく見受けられます。これはどうしてでしょうか。

休職期間中に、日々の活動量が減って体力が落ち、対人関係も希薄になり、徐々に仕事に対するチャレンジ精神が失せ、復職に対する自信が低下してくることが考えられます。逆に目標設定が高すぎると、それに到達できない自分を責める気持ちが強くなり、不安や焦りにつながります。これらは長期間仕事から離れていたことによる不安定化要因といえるでしょう。そこで、休職者をいかにスムーズに職場に復帰させるかといった、職場復帰のためのリハビリテーションに力点が置かれるようになってきました。

治療をはじめるとイライラや不安感、憂うつ感が少しずつ改善してきて、生活への興味が戻り、外出したりテレビや新聞を読んでみようかという意欲が戻ってきます。思考力や集中力も徐々に回

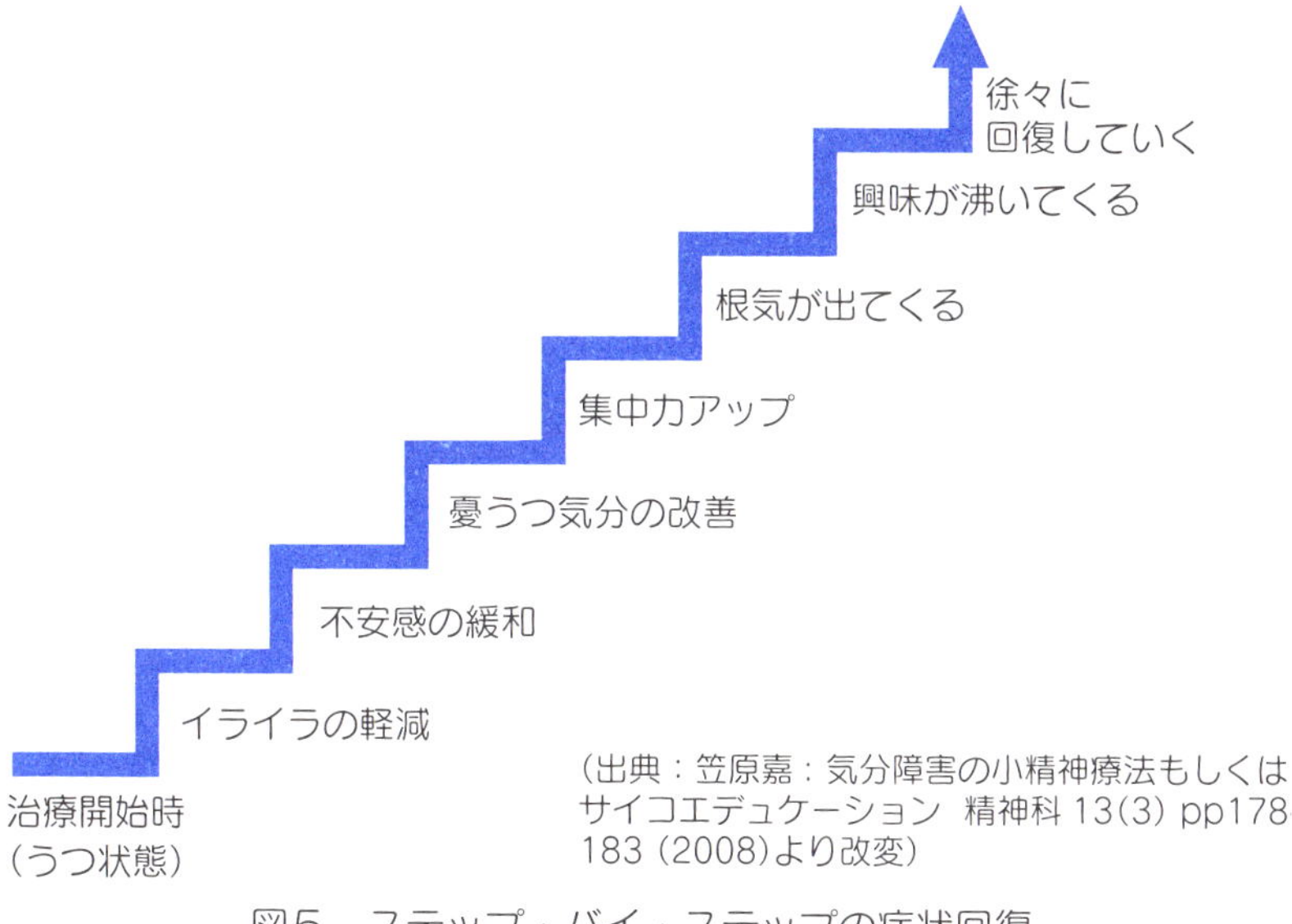

（出典：笠原嘉：気分障害の小精神療法もしくはサイコエデュケーション　精神科 13(3) pp178-183 (2008)より改変）

図５．ステップ・バイ・ステップの症状回復

復し、趣味を楽しめるようになってきます。

この回復の経過は、一直線に良くなるものではなく、良くなったり悪くなったりを行きつ戻りつしながら、一歩ずつ階段をのぼっていくように回復していきます。回復の道筋は、人それぞれ異なるものなので、一定の時間がかかることを念頭においてください。「少し調子が良くなったから、薬を飲まなくても大丈夫」と、自己判断で治療を中断してしまうと、せっかくのぼってきた階段を転げ落ちてしまう危険性があります。慌てず焦らず諦めず、ステップ・バイ・ステップで治療に専念しましょう（図5）。

自分1人でリハビリに取り組む場合

まず規則正しい生活のリズムを維持することからはじまります。

朝は決めた時間に起床し、太陽の光を浴びて着替えをし、1日のはじまりを自覚します。これは体内時計をリセットするうえで、重要なことです。うつ病の人にとって苦手な朝を、どう乗り切るかが最初のポイントになります。調子が悪いからといって午前中だらだらと寝ていたり、二度寝三度寝をくりかえしていると、うつ状態からなかなか抜け出せません。朝食はきちんと摂るように心がけましょう。

昼間は、散歩や軽い運動を心がけましょう。少しずつ行動範囲を広げ、公園や図書館に通ったり、気の合う友人に会ってお喋りをするのもいいでしょう。徐々に調子を取り戻してきたら、新聞に目を通したり、好きな本や雑誌を読んだり音楽を聴いたりして、以前の趣味を楽しんでみましょう。また、仕事に関連した書類をパソコンで作成してみたりするのもいいでしょう。家族とのコミュニケーションも、負担にならない範囲であれば回復の助けになるでしょう。

1日の終わりには、その日を振り返り、起床時間・就寝時間、気分や体調を記録しておくことをおすすめします。日記をつけるのも結構ですが、あまり深刻に思い詰めた内容だと、かえって逆効果になってしまいます。その日の天気や気分、出来事などを簡単に記しておけばいいでしょう。もし負担になるようでしたら、この作業は早々に切り上げ、早めに体を休めることが大事です。

ただ実際には、患者さん1人で自宅を中心に復職を目指すのは、モチベーションを維持するうえでしばしば困難を伴い、自宅静養で症状が回復しても、職場で仕事ができるようになるレベルまでには、大きな隔たりがあります。次に述べる「職場復帰支援（リワーク）プログラム」を利用して、復職準備をすすめることが、理にかなっているといえます。

3 職場復帰支援（リワーク）プログラムの必要性

日本生産性本部メンタル・ヘルス研究所が実施した「心の病による休業者の復職」に関する企業アンケート調査では、「心の病からの復職プロセスが問題なく行われているか？」という質問に対して、約半数の企業が「まだまだ問題が多い」と回答しています。同研究所は復職プロセスをうまく行うことで、病気の再発を防ぎ、心の病の増加抑制につながると指摘しています。

リハビリ期を段階的に効率よく過ごすために、デイケアを利用した復職支援プログラムを実施している施設が増えてきました。これをリワーク（Return to Work）プログラムと呼んでいます。デイケアというのは、昼間専門施設に通い、専門のスタッフからサポートを受けるもので、短時間の外来診療に比べると、さまざまなメリットがあります。

患者さん1人でリハビリに取り組み復職を目指すのは、かなり努力を要することです。しかし、デイケア（ショートケア、デイナイトケアを含む）では、安心できる居場所を確保することができ、同じような悩みをもったメンバー同士でコミュニケーションを取り合うことで孤立感がなくなります。病気に対する理解を深め、復職や再就職に向けて、ＳＳＴ（社会技能訓練）などのプログラムを通してモチベーションを向上させ、職場や家族との調整をしていきます。また職場復帰を果たした後も、フォローアップを受け、病気の再発を予防することができます。

リワークプログラムの主な目的として、次のようなことがあげられます。

①規則正しい生活スタイルを確立する
②当事者同士、あるいはスタッフとの交流の場をもつ
③安心できる場所で、さまざまなプログラムを通して心の成長を図る
④復職・就労への具体的な備え
⑤再発予防（再休職を防ぐ）のための生活を確立する

リワークプログラムの概要

［スタッフについて］

精神科医、看護師、保健師、精神保健福祉士、臨床心理士、作業療法士、キャリアカウンセラーなど、多職種で構成されたチーム医療になります。それぞれの専門的な立場から多面的にサポートしていくという点が、医師と患者さん1対1の対応が基本となる外来診療との違いでしょう。

［規模・利用について］

ショートケア、デイケア、デイナイトケアなど、

それぞれの施設によって異なります。また病状の回復に伴い、徐々にレベルを上げていくところもあります。

すでにほかの医療機関に通院している場合、転院し主治医変更が条件であるところもあります（これまでの主治医からの診療情報提供書が必要になります）。

また復職先がある休職者（会社などにまだ籍があるサラリーマン、公務員、教職員など）のみ、リワークプログラムに受け入れている施設と、回復すれば求職しなければならない患者さん（学生や主婦も含む）も受け入れる施設がありますので、前もって問い合わせてみてください。

［経済的支援］

患者さんが安心して治療に専念するために、経済的な基盤について自分の職場の病気休暇や休職に関する規定がどうなっているのか、休職期間の賃金の支払いについてどうなっているのかなど、就業規則などを確認しておく必要があります。

また健康保険組合から支払われる傷病手当金の手続きについて知っておくことも必要です。公務員と民間企業の場合には仕組みも違います。また公的支援制度として自立支援医療制度を利用することもできます。

リワークプログラムの具体例

患者さんは1人でいると、どうしても家にひきこもりがちになってしまいますが、デイケアでは決まった時間に起きて、家を出て通うという習慣を身につけることができます。職場に通勤しているときと同じように、時間帯をあわせて通うという練習になります。回復期には、通勤に耐えられるだけの体力をつけなければなりません。最初は少々きつくても、いったん家を出てデイケアに参加すると、徐々に気分が上がってきて、そのあとは楽に過ごせるようになるという人もいます。まずは「遅刻しないで通う」ということが、リワークプログラムの第一歩です。そして復職に備えて、目標をもってプログラムに参加し、自信を取り戻していきましょう。

リワークを実施している各施設により、プログラムの内容は多少違いますが、おおむね共通するプログラムは次の通りです（図6）。

［心理教育プログラム］

精神科医が気分障害に関して、病気の成り立ちや抗うつ薬服用に際しての注意点などを専門的な立場からわかりやすく説明します。自分の病気について正しく知ることは大変重要なことです。また、セルフケアやストレスマネジメントを学び、再発予防に役立てます。

［テーマトーク］

毎回ひとつのテーマを決めて、それについて現在の考えや気持ちを話し合います。たとえば、仕

	月	火	水	木	金	土
午前	オフィスワーク	表現の時間	オフィスワーク	コミュニケーション・プログラム	オフィスワーク	心理教育レクチャー
午後	芸術療法	認知療法Ⅰ	芸術療法	ものづくり	リラクゼーション	芸術療法／認知療法Ⅱ
夕方	テーマトーク	体に聴く	食の時間	芸術鑑賞	ミーティング	フォローアップ・プログラム

図6．リワークプログラムの例

事上の挫折体験から休職に至った経緯など、グループ内のメンバーと分かち合うことで、もやもやした気持ちを整理し、自己分析をしていきます。

［オフィスワーク（職業技能回復訓練）］

職場でのデスクワークに順応するため、パソコンを用いてワード、エクセルなどに習熟していきます。そのほか、新聞や雑誌や本に目を通したり、自分で課題を設定し、少しずつ仕事への勘を取り戻し、集中力や思考力を高め、達成感を養うのが目的です。

［集団－認知行動療法］

抑うつ感情が生まれる根底には、認知の歪み（アンバランス）があり、抑うつ感情はさらなる認知のかたよりを生み出すといわれています。うつ病は、長年にわたる物事の捉え方、考え方のかたよりの積み重ねによって発症したともいわれます（表16）。

自分はどういう場面で不安感や抑うつ気分を感じるのか、そのときどんな考えが頭をよぎるのか、ほかに違う見方はないのかなど、自分の考え方のクセを発見し、より柔軟で合理的な見方に修正していく作業です。

不快な気分を感じた状況や、そのときの気分の内容と程度、そのときに浮かんだ心の声（自動思考）、それに対して別の考え方はないのか、そちらを採用することで、結果的に不快な気分はどの程度変わったのかなど、「思考記録」をくりかえし記入していくことで、考え方の幅が拡がり、徐々にバランスのとれた考え方が身につきます。

同じ出来事が起こっても、それに対する見方・捉え方が拡がることによって、感情や行動が少しずつ変化していきます。認知行動療法はうつの再燃・再発にすぐれた予防効果があることがわかっています（写真２）。

［コミュニケーション・プログラム］

職場でのコミュニケーションがスムーズに進む

表 16. うつに特徴的な認知の歪み

1. 全か無か思考 ：物事に白か黒をつけないと気がすまない。完全（100 点）でなければ全部ダメ（0 点）と、極端に捉えてしまう。グレーゾーンを許せない
2. 一般化のしすぎ ：あるひとつのうまくいかなかった事実を取り上げて、自分はなにをやってもできない、これからも同様の結果になるだろう、と広範囲に結論づけてしまう
3. 心のフィルター ：良いこともたくさん起こっているのに、悪いことだけに注意が向いてしまう
4. マイナス思考 ：出来事を客観的に捉えられず、些細な出来事をマイナスに考えがちである
5. 結論の飛躍 a）心の読み過ぎ：根拠もなく、人が自分のことを悪く思っていると思い込む b）先読みの誤り：理由もなしに将来を悲観的に考えたり、事態は悪くなる一方だと決めつける
6. 拡大解釈と過小評価 ：自分の失敗や欠点など、都合の悪いことは大きく、成功や長所は小さく考え、コンプレックスを抱きやすい
7. 感情的決めつけ ：そのときの自分の感情に基づいて、現実を判断してしまう。憂うつな気分は現実の反映と捉える
8. すべき思考 ：「……しなければならない」、「……すべきでなかった」と自分の行動を制限し、罪の意識や葛藤・怒りを感じる
9. レッテル貼り ：ミスや失敗の中身を冷静に検討することなく、自分や相手に短絡的・感情的に「落伍者《らくごしゃ》」のレッテルを貼る
10. 個人化 ：なにか良くないことが起こると、自分に責任がないような場合でも、すべて自分のせいにしてしまう

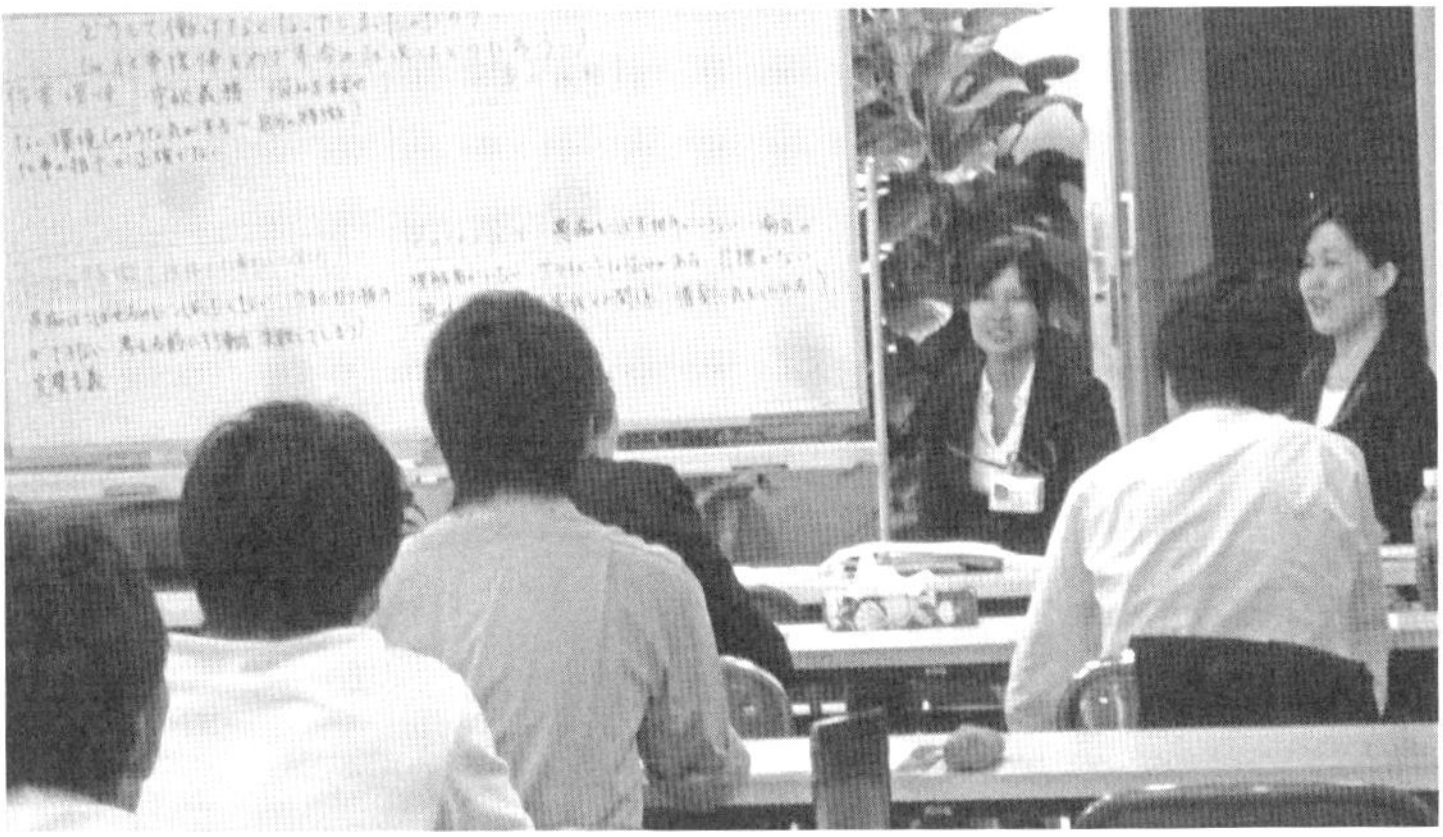

写真2．集団－認知行動療法

ように、実践的なトレーニングを積みます。自分も相手も大切にしつつ、自分の意見、考え、気持ちを率直に、素直に、その場にふさわしくより良い人間関係を築くための自己表現は、どのようにすればよいのか、相手の立場になって練習します（ロール・プレイ）。これをアサーショントレーニング（さわやかな自己主張）といいます。

[リラクゼーション]

　ハイキング、ヨガ、ストレッチ、呼吸法、卓球などで心身のリラックスを図ります。有酸素運動は、うつ状態の改善にプラスの効果があります。手工芸、コーラス、アロマセラピー、映画鑑賞、音楽鑑賞などもあります。

[ミニクッキング]

　フロアの小キッチンで、スタッフ指導のもと、簡単な料理教室をします。料理という協同作業・分担作業を通して、メンバー同士のふれあいを育て、同時にうつ改善に役立つ栄養指導も行っています。

［個人カウンセリング］

　デイケアプログラムは集団療法ですが、個人個人病状も違いますし、置かれている立場も違います。そのため患者さん固有の問題については、主治医と1対1でのカウンセリングが必要になります。とくに、復職が近づくと、職場とのやり取りも増えてきて急に不安が高まる方もいますので、個人カウンセリングは欠かせません。

［リワーク卒業生によるプログラム］

　リワークプログラムを終了し、復職された方に体験談を話してもらい、現在このプログラムを利用している患者さんとの間で意見交換をし、より具体的な回復のポイントを理解してもらいます。

［快復チェックノート］

　デイケアでリワークプログラムを受けた日の最後には、患者さん自身が自分の心身のコンディションについて振り返り、活動記録表や自己管理チェックシート、快復チェックノートといったものに記入し、スタッフがその内容をもとにアドバイスを記し、フィードバックをしています。

●うつ病リワーク研究会

　復職支援に関する研究活動を目的として、平成20年3月にうつ病リワーク研究会が発足しました。この研究会の設立趣旨は、復職支援プログラムの開発や標準化と復職支援活動の普及啓発であり、全国規模で加入医療機関が増加しています。

　詳細につきましては、左記をご覧下さい。

http://www.utsu-rework.org/

●職場の産業医による環境調整

　主治医は、患者さんのリハビリが順調に進んでいると、復職の時期を視野に入れていきます。しかし、患者さんが復職後におかれる職場での仕事の量や質など、具体的なことはよくわからないのが実情です。たとえば事務職と危険物を扱うような工場では、仕事の内容や体力、責任など求められるレベルはまったく異なってくるからです。

そこで職場の事情を熟知している産業医の判断が重要となります。産業医の役割は、労働者が健康で快適に仕事ができるよう、専門的立場から職場のリスクマネジメントをすることです。

●復職時期の決定

まず患者さん本人に、前向きな復職意思があることが前提です。うつ状態がどれほど改善されたかは、評価尺度（HAM-D、MADRS、SDS、BDI-Ⅱなど）により定期的にチェックします。SASS（Social Adaptation Self-evaluation Scale）という社会的適応能力がわかる尺度も参考になります。

復職にあたっては、これらが改善し安定していることに加え、日々のリワークプログラムへの参加状況など、基本的な生活習慣、集中力や問題解決能力などの作業能力、他者との交流、適切な認知や感情表出などを項目とした評価表に基づき、個人面接をしたうえで、主治医が復職の可能性を判断します。

会社側では、提出された主治医の診断書を参考に、産業医が中心になって患者さんの直属の上司や人事・労務担当者と協議し、本人と面談したうえで、企業としての最終判断を下すことになります。復職決定に関しては主治医の診断書が重要な参考資料となるわけですから、治療の入り口から会社側の産業保健スタッフとの連携プレーが必要といえるでしょう。

職場復帰のおおまかな目安としては、次の項目があげられます。

①復職への十分な意欲
②規則正しい睡眠覚醒リズム
③安全な通勤が可能
④通常の勤務時間内での就労が可能
⑤業務に必要な注意力・集中力が回復している
⑥睡眠により疲労が十分回復する

●リハビリ出勤（試し出勤・慣らし勤務・復職プログラム）

しばしばあることですが、「十分休養をとって、完全に治ってから会社に出てこい」という上司がいます。しかし、患者さんの症状が良くなったように見えても、それは仕事上のストレスがない場合なので、いざ出勤・勤務となったとき、患者さんがさらされるストレスの量や質は、桁違いに上昇します。会社はリハビリのためにあるのではないかもしれませんが、もっともリハビリに適した場が会社であるということを、企業側にもぜひ理解してもらいたいものです。

患者さんは、休職した分を早く取り戻そうと、最初からフル回転で仕事をスタートし、息切れをおこしてしまうことがあります。そうすると、せっかく回復しかけたのに逆戻りしてしまう恐れがありますから、焦らず徐々に体を慣らしていくことが大切です。理解ある職場では、回復期の助走期間として半日勤務などの時短勤務や、仕事量の軽減、残業なしといったリハビリ出勤を許可してくれるところもあります。

しかし会社によっては、「リハビリ出勤中はまだ休職扱い」というところもありますので、確認が必要です。一方で、復職するからには万全の状態で臨んでほしいと、復職初日からフルタイム勤務を要求されることもあります。

また、診断書の期日や傷病休暇の期限が切れてしまうといった理由から、まだ完治していないのに復職を希望する患者さんもいます。本来、病状の完全な回復を待って復職すべきですが、復職できなければ解雇というケースもあり、現実的には難しい点があります。

厚生労働省では「職場復帰支援の手引き」（2009．3改訂）として指針を示しています。http://www.mhlw.go.jp/bunya/roudoukijun/anzeneisei28/index.html

●復職後のフォローアップ（アフターケア）

うつ病は再発しやすい病気であり、再発をくりかえすと根治が難しくなる傾向があります。したがって、復職後のフォローアップは、再発防止の観点から大変重要となります。

調子が良いようにみえても、睡眠時間をきちんと確保することやストレスを溜めないこと、認知行動療法などリワークプログラムで身につけたことが、復職後も実践できているかどうかをチェックしていくことは、再発予防の観点から大切です。そのために復職後も外来診療に加え、しばらくは休みの日を利用して、フォローアップ・プログラムに参加することをおすすめします。復職すればすべて終了ということではありません（図7）。

4 デイケアプログラムから見えてくるもの ——さまざまな症例——

デイケアプログラムでは、外来診療の何倍もの情報量を得ることができるということを、これまでくりかえし強調してきました。そうしたなかで、外来でうつ病と診断された患者さんの違う側面を見出すことがあります。

たとえば、基本的な生活リズムが整わなかったり、周囲との関わりのなかで軽躁状態が出現して

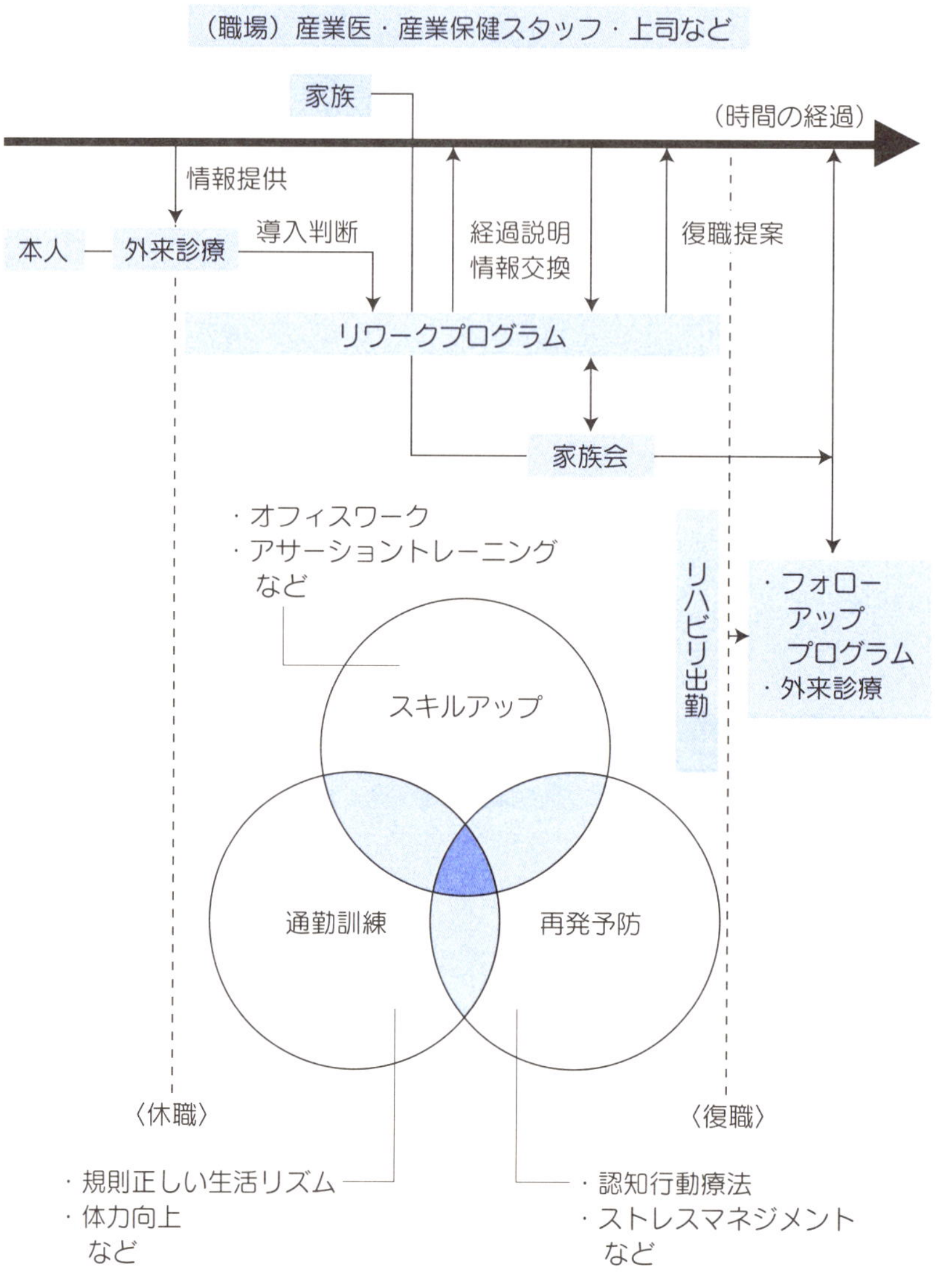
（職場）産業医・産業保健スタッフ・上司など
家族
（時間の経過）
情報提供
導入判断
経過説明
情報交換
復職提案
本人
外来診療
リワークプログラム
家族会
・オフィスワーク
・アサーショントレーニング
など
リハビリ出勤
・フォローアッププログラム
・外来診療
スキルアップ
通勤訓練
再発予防
〈休職〉
〈復職〉
・規則正しい生活リズム
・体力向上
など
・認知行動療法
・ストレスマネジメント
など

図7．リワークプログラムの流れ

診断を変更したり、スタッフへの攻撃性・依存性、不安障害の併存、本人の気質、周囲への配慮、薬の副作用による落ち着きのなさ、アルコールやギャンブルへの依存の問題などが浮き彫りになったりと、別の視点からのアプローチが医療者側に求められることがあります。

ケース 13

単極性うつ病の治療とリワークプログラム（45歳男性・会社員）

Mさんは、勤勉な働きぶりを認められ、部長に昇進した。最初は周囲の期待に応えようと張り切って仕事に打ち込んでいたが、ノルマをこなすために残業時間が増え、休日出勤もしばしばするようになった。

Mさんは仕事を頼まれると断れない性質で、なおかつ部下や上司との人間関係にもストレスを感じるようになり、徐々に睡眠がとれず食欲がなくなり、集中力を欠きミスが続くようになった。しかしMさんは、「自分の能力不足が原因だ」と自責感を強めていき、ついには「自分には生きている価値がない……」と思うようになった。

Mさんの異変に気づいた妻が付き添い、ある精神科クリニックを受診したところ、うつ病と診断された。主治医は3カ月間の自宅休養と外来通院を勧め、Mさんもそれを受け入れた。徐々にうつ状態は改善し、3カ月を経た時点でMさんはもとの部署に復帰した。しばらくは調子も良かったが、再び以前と同じような症状が出現し、再休職ということになってしまった。

今回の休職では、リワークプログラムに参加してみることにした。認知行動療法などを中心に、自分自身の弱点を見つめ直し、対人関係でも自信を回復したところで、職場の産業医や上司と連絡を取り合い、リハビリ出勤から徐々に仕事をはじめた。

現在は再発せずに、復職後半年以上経過している。服薬の継続とともに、土曜日にはフォローアップ・プログラムに参加し、引き続き状態の安定維持に努めている。

ケース 14

うつ状態と診断されたが、リワークプログラムを通して双極性Ⅱ型が発覚した男性（36歳男性・会社員）

Nさんは、コンピューター関連の会社に勤務していた。システムエンジニアは出向が多く、就労時間も不規則で、深夜に帰宅することも珍しくなく、帰宅した後は疲れて寝るだけという生活が続いていた。そのうち、頭痛や吐き気などの身体症状がひどくなり、内科を受診したが、とくに異常は認められず、心療内科を紹介された。そこでNさんは、うつ状態と診断され休職となり、抗うつ薬を中心に処方された。

だいぶ症状が改善したので、復職に向けてリワークプログラムに参加してもらい、様子をみていたところ、集団のなかで率先して役割を引き受け、リーダーシップを取るようになった。

Nさんはときに、周囲の意見を受け入れられず、イライラした様子がみえることもあった。

そこでNさんと奥さんから、もう一度詳しくこれまでの経過を聞くと、うつ状態とうつ状態の合間に、急にお喋りになることがあり、考えがまとまらなくなったり、イライラして落ち着かず、深夜にもかかわらず実家に度々電話をしたことがあるのがわかった。

診断は、うつ病から軽い躁状態を伴う双極性Ⅱ型障害（躁うつ病）と変更され、気分安定薬を中心とした処方に変更した。やがてNさんの言動は落ち着き、感情の起伏も小さくなっていった。

ケース 15　環境調整を図りつつ復職を果たした非定型うつ病の女性（26歳女性・会社員）

Oさんは大学卒業後、ある企業に就職し、事務系の仕事をしていた。ふだんは明るい性格だが、ある日些細なミスをして上司から叱られ、急に落ち込んでしまい、それをきっかけに会社を休みがちになった。

通勤のために電車に乗ると、急に心臓がドキドキして息苦しくなったり、自宅にいても1日中眠気や倦怠感が続き、ベッドに入ったまま起きられないこともあった。しかし、食べている間は少し気が紛れるので過食気味になり、また気の合う友達とは食事や買物や旅行に出かけたりもできる。

Oさんは、「こんな状態になったのは、今の仕事が自分にあっていないからだ」と思い込み、もっと自分にあったやりがいのある仕事に変えてもらえるよう、自分から上司にメールを送った。

そんなOさんの様子を心配した母親が、Oさんを連れてメンタルクリニックを受診したところ、非定型うつ病と診断された。

Oさんには、個人面接と同時にリワークプログラムに通ってもらうことで、生活のリズムを整え、認知行動療法やコミュニケーション・プログラムなどを通して、対人関係について学んでもらった。

また、本人の同意を得て、職場の産業医や人事担当者と連絡を取って、環境調整を図り、なるべく早い時期に職場復帰へとつなげることができた。復職後、Oさんには外来へ、母親には家族教室に通ってもらいフォローを続けている。

5 うつ病の予防

●自分で気をつけるべきこと

残念ながら今のところ、「こうすれば絶対にうつ病が防げる」といった特別な予防法はありません。しかしこれまで述べてきたように、うつは性格と環境の相互作用によって発症することが多いという経験的な事実から考えて、うつ病になりにくい対策を立てることは可能です。ストレスを意識しているものの、まだ日常生活や仕事には支障が出ていない段階で、次のような自己対策（セルフケア）が有効です。

①自分自身を知るということ

「自分を知る」ということは、意外に難しいものです。そこでエゴグラム（TEG－Ⅱ）という簡単にできる性格分析法がありますので、自分でチェックしてみると役に立つと思います。

エゴグラムは、交流分析という理論に基づいていて、性格と行動のパターンを知ることができます。そして自分の特徴を知りバランスのとれた状態に変えていくことも可能です。

②問題を整理して、解決のための選択肢を考えてみましょう

物事を感情や先入観で判断せず、多角的に捉え冷静に対処方法を考えましょう。自分の手に余る問題については、1人で解決しようとせず、誰かに相談しましょう。

③他人の目を意識しすぎない

他人の評価ばかりを気にせず、自分の行動をとりましょう。相手も自分も傷つくことなく、円滑なコミュニケーションがとれるよう努めましょう。

④ストレスの捉え方

ストレスは、人によってそれぞれ感じ方はさまざまです。自分の仕事から達成感や満足感が得られているのなら、ストレスをストレスとして感じないこともあります。やりがいを得られる工夫ができないか、じっくり考えてみるのもひとつの方法です。

⑤ストレス解消法（スポーツ、趣味、レジャーなど）の活用

好きな音楽を聴く、本を読む、映画を観る、散歩や買物に行く、美術館や博物館に出かける、教養を高めるために講習会やサークルに参加する、ボランティア活動に従事するなど、余暇の過ごし方を工夫することで、ストレス発散ができます。また、地域に知り合いができ、同世代はもちろん、異なる世代の人や自分とはまったく違う人生経験をしてきた人とも知り合うチャンスが生まれ、新鮮な感動をもつことができます。

また家族との良好なコミュニケーションも気分転換に有効です。仕事一筋で生きてきた人は定年後、心のなかにポッカリと大きな穴が開いてしまったと感じ、うつ状態に陥る人が少なくありません。人生を仕事一色にせず、別の世界にも目を向けて、さまざまな人的ネットワークを構築しておくことが望ましいでしょう。それがいざというときに大きな助けになることもあるでしょう。

⑥生活習慣病を予防し、健康的な生活を送る

第6章の「体の病気が原因になっている場合」の項でも述べましたが、脳卒中・がん・糖尿病などの生活習慣病は、うつ病と密接な関係があります。アルコールやタバコを控え、適度な運動を続け、バランスのとれた食事を摂り、良質な睡眠をとることで生活習慣病を予防し、心身共に健康的な生活が送れるようにしましょう。

生活上、大きな変化があったときは、とくに要注意です。過労を避け、十分な睡眠と休養を心がけましょう。心身に不調があらわれたら、ためらわずに専門医に早めに相談してください。

うつから学べること

統計上、現在の日本人の15人に1人が、生涯のうち少なくとも1回はうつ病を経験していることになります。人間は生きている以上、すべてのストレスから逃れることはできません。とくに現在のような流動的な社会では、毎日が不安定で人間関係の摩擦も避けられません。誰もがこの病気にかかる可能性をもっています。うつ病は単なる〝こころの風邪〟ではありません。うつ病は非常に強い苦痛を伴い、ときに慢性化したり、再発することも多く、日常生活に深刻なダメージを与えることもあります。

しかし、うつを経験した多くの人が、きちんと

した治療を受け、暗いトンネルから抜け出したとき、他人の心の痛みや苦しみがよくわかるようになり、自分に手をさしのべてくれた人々への感謝の気持ちが深まるようになります。

そして同じような病気で悩んでいる人に手助けしたい気持ちが生まれ、それを実践している人もいます。病気になったことを嘆くだけではなく、自分自身や家族、友人、仕事、社会、人生などを見つめ直すチャンスと捉え、今の自分の悩みを受け止めましょう。

挫折しても失敗しても軌道修正をしながら、これからの人生を前向きに模索し、別の視点から世界を見ることができるようになれば、他人の心の痛みがわかる優しさを身につけることができます。

そうすれば、うつは単なる病気ではなく、人間としての精神的な成長の一里塚《いちりづか》となり、あなたの貴重な心の財産になるかもしれません。

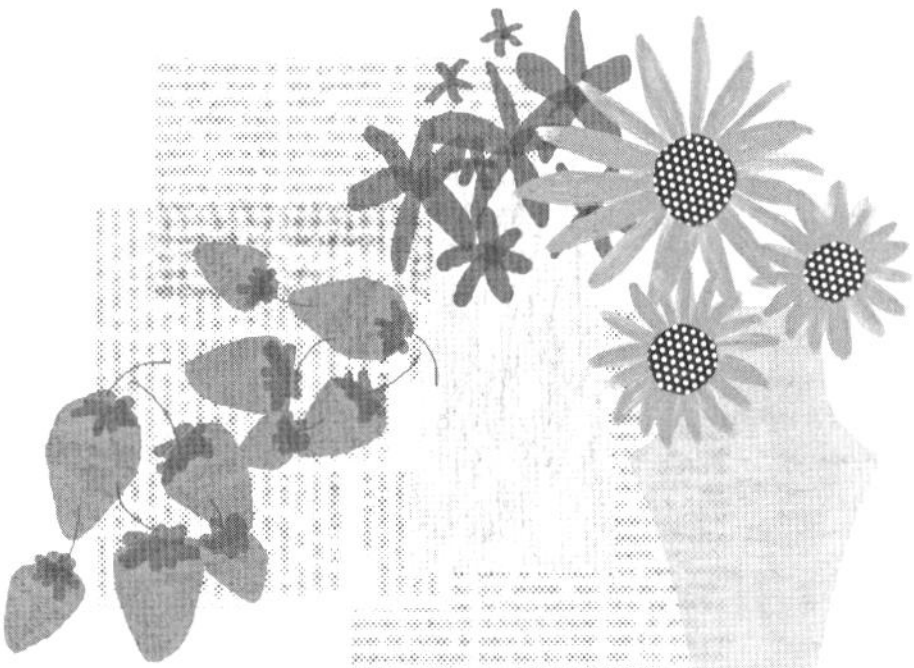

コラム

メンタルヘルス不調者の格差

うつをはじめとする、メンタルヘルスに対する啓蒙活動が進み、大企業では専属の産業医がいて定期的に長時間労働者に対する面接指導が実施されたり、管理者向けセミナーが開催されています。

しかし一方で、メンタルヘルスに対する理解に乏しい企業関係者も多いようです。「気持ちがたるんでいるからだ」、「怠けているだけだろう」、「いつになったら仕事ができるんだ」などの発言がそれにあたります。「薬を飲み続けると頭が呆ける」などといって服薬や通院を止めるように助言したり、「酒でも飲めば元気になる」と宴会の席などに無理矢理連れて行くことすらあるようです。

うつの診断書を会社に提出して、ゆっくり治療に専念できるのは、大企業勤務や公務員など身分が保障されている人に限られていて、中小企業や派遣社員、フリーターなど就業規定が定かでない人々は、休みたくても休めないのが実情です。休みがもらえても、クビになるのが怖いから早く復帰したいという人もいます。

また大企業の正社員であっても、休職復帰時を狙って解雇したり、退職に追い込む企業もあり、成果主義を敷いている会社では職務評価が低いことを理由に、リストラの対象になったりします。そのような状況のなかで、患者さんは不安と焦りから「試し出勤」や「事業所職場復帰支援プログラム」を早めに申請する人が増えているといいます。余力がなくなった企業では、うつなどのメンタル不調者は次々に追いつめられていき、「うつ難民」と呼ばれるようになりました（AERA 2009 年 7 月 13 日号）。

小規模事業所では、定期健康診断すらきちんと実施されていないところがあります。東京商工会議所では、食事・運動・生活習慣・メンタルヘルスなど、健康について学ぶために簡便に自分で行える「健康知識測定テスト」を公開しています。自分自身のことはもとより、部下や家族の体と心の健康を守るために大変有意義ですので、是非参考にしてください。

http://www.kenko-chishiki.net/index.php

第8章

周囲の人々ができること

榎本クリニック院長　深間内　文彦

心の病のケアでは、患者さん本人に対する治療が重要なのはいうまでもありませんが、周囲の人々の対応の仕方によって、本人の症状が良くも悪くもなってしまう側面があります。この章では、うつ病や躁うつ病などの気分障害の人をとりまく家族・友人・知人・会社の上司・同僚の方々が、気をつけなければならない点について説明します。

1 うつ病の場合

●家族、友人・知人の支援

家族のみなさんが、患者さんを支え一緒に心の病に立ち向かうためにまず必要なことは、病気を正しく理解することです。うつ病や躁うつ病などの気分障害を正しく理解し、患者さんが今どのあたりの段階にあるのかを、家族のみなさんが知っておくことです（第7章図5）。全体を見渡せる地図や羅針盤があると、患者さん本人や家族のみなさんも、いたずらに悩むことなく、安心感をもつことができます。病気の症状のはじまりや、回復のプロセスを知っておけば、一進一退が続く心の病の変化にも、慌てることなく適切な対処をとることができます。

また家族ではないけれど、親しい人がうつ状態になってしまったとき、友人・知人として、なにか自分にできることはないだろうかと思うことがあると思います。患者さんが人と会うことを避けているようであれば、しばらくそっとしておきましょう。病気が良くなれば、もとの関係に戻れるからです。遠くから見守っているというメッセージを、それとなく伝えておくのもいいでしょう。相手の方から、話がしたいという希望があれば、あなたが負担にならない範囲で、静かに聞き役になりましょう。ここでも激励や説得はよくありません。

●うつ回復のプロセス

ここでは、①うつ発症のサイン、②急性期、③回復期、④リハビリ期、⑤再発のサインに分けて、周囲の人のサポートの原則を述べます。

①うつ発症のサイン

うつ状態になると、脳の機能障害のために心の働きが鈍って、客観的に自分の現状を判断したり分析したりすることができなくなることがよくあります。周囲の人々がうつに関する正しい知識を身につけ、患者さんの状態に気づいてあげることが必要になります。

厚生労働省では「周囲から見たうつ病を疑うサイン」として、以下のような項目を挙げています（表17）。

表17．周囲から見たうつ病を疑うサイン

1．以前と比べて表情が暗く、元気がない
2．体調不良の訴え（身体の痛みや倦怠感・不眠・食欲不振など）が多くなる
3．仕事や家事の能率が低下、ミスが増える
4．周囲との交流を避けるようになる
5．遅刻、早退、欠勤（欠席）が増加する
6．趣味やスポーツ、外出をしなくなる
7．飲酒量が増える
8．イライラしていることが多い
9．物事に興味を示さない
10．悲観的なことを口にする

うつの症状については第6章で詳しく触れましたが、「いつもと違う」という変化に、周囲の人も早めに気づくことが大切です。うつ病になりやすい人は、なかなか周囲に弱音を吐かないものです。表17のような項目に該当すれば、専門の医師の診察を受けるようすすめてみましょう。

はじめは身近な人が本人に付き添って、クリニックへ行くのがいいと思います。本人は、調子の悪さを病気と認めようとせず、性格的な弱さと捉えがちです。医師や他人の前では元気なふりをしたり、自ら積極的に症状を訴えない方も多くみられます。身近な人から見た本人の状態の変化も、些細なことと思われることでも、担当医に詳しく話しましょう。

本人と周囲の人の意見が違うときも、まずは本人の意見をさえぎることなく、思うように話をさせてあげ、その後、家族の見方を伝えるのがいいでしょう。どの病気でもそうですが、こじらせてしまわないよう、早めに治療を受けることが大切です。早期発見・早期治療こそが、早期回復を可能にします。

どこに相談していいかわからない場合は、近くの保健所・保健センターや都道府県の精神保健福祉センターに相談してみるのもよいでしょう。

②うつ急性期のサポート

うつの急性期とは、体調不良などをきっかけに症状が悪化し、気分の落ち込みがひどく、何もやる気が起こらない時期で、治療に専念すべきときです。

急性期の患者さんは、何事につけても物事を悪いほうに捉えがちです。しかしこのような否定的な物事の捉えかたは、患者さん本来の思考ではなく、うつ病により脳が正しい判断ができない状態に陥っていて、図8のように負のスパイラルに入り込んでいる証拠です。

うつ急性期の患者さんは、周囲の人の態度や言

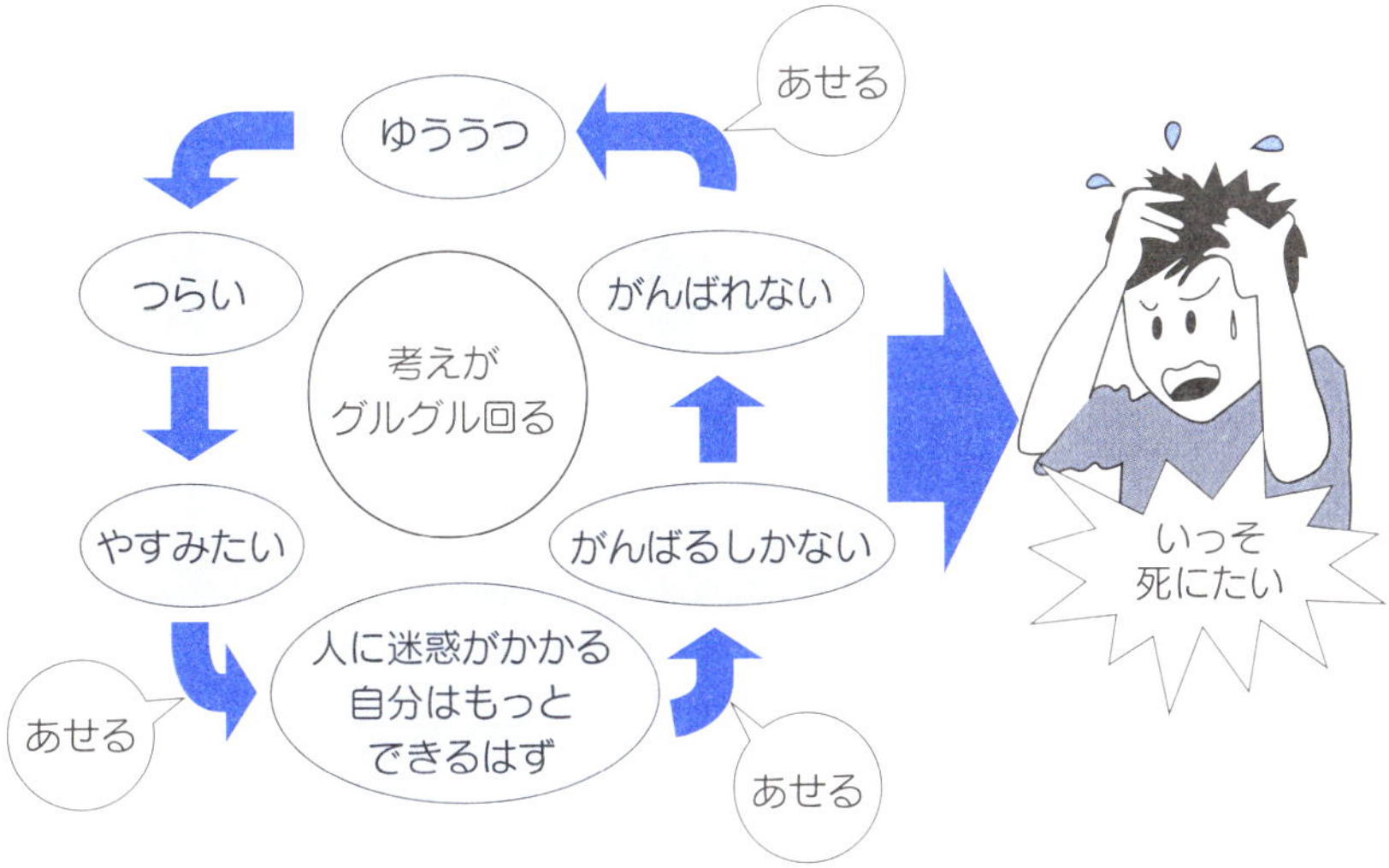

図8．負のスパイラル「ぐるぐる思考」

動に非常に敏感で、それらは患者さんの症状に大きな影響を与えます。腫れ物に触るように、過剰に神経質になる必要はありませんが、本人の気持ちを尊重しながら話をよく聞く態度が大事です。

そして具体的な問題に対して一緒に力を合わせて対処するという気持ちが、患者さんの精神的負担を軽減するでしょう。「いつでもあなたの話を聞く準備ができている」というメッセージを伝えておき、自分だけの判断で行動しないことを約束してもらうことも大事です。本人よりも主治医よりも、いつも傍《かたわ》らにいる家族が、患者さんの小さな変化に気づくことができることを忘れないでください。

［うつ急性期の患者さんへの基本的な接し方］

1．心身ともに休ませる

治療がはじまったら、本人の回復のペースに配慮して、主治医と相談しながら支援してあげてください。自宅で休養が取れない場合や、自殺のリスクが高い場合などは、主治医の判断で入院治療が必要です。

うつ病にかかった人は、家でなにもせず休んでいることを申し訳ないと思いがちです。安心してゆっくり休める環境を整えることが必要です。主婦の場合、家事をほかの人に代わってもらいましょう。家族からはっきりと「今は休養が必要な時期である」と告げてもらうだけで、患者さんの心の負担はずいぶん軽くなるものです。

一人暮らしや会社の独身寮などで生活している場合は、親元での静養が望ましい場合もあります。また風邪をひいたりして寝込むことがないように、体調管理にも気を配りましょう。

2．うつ状態は一時的なものであり、必ず治ることをよく説明する

本人の話をよく聞いたうえで、現在の苦しみは、一時的に脳の機能が低下した状態で、きちんと治療を受ければ必ず回復することを本人によく説明します。

3．自殺の考えについて聞くことは避けなくてもよい

信頼関係のある家族のなかでは、患者さんが自殺について話題にすることを避ける必要はないといわれています。患者さんに、「必ず治る病気だから、自殺は絶対にしない」と約束させます。しかし患者さんの自殺願望があまりに強いときは、直ちに主治医に連絡すべきです。そして、決して患者さんを1人にしないことです。

4．人生の重大な決定をさせない

退職、転職、転居、結婚、離婚、借金、面倒な対人交渉など、大きな環境の変化や精神的負担になるようなことは、この時期は避けるべきです。うつ病から回復した後、そのような重大な決断をしてしまったことを後悔することがあります。

通常なら柔軟に思考を変えることができるのに、うつ状態では、悲観的な方向にのみ心がロッ

クされてしまい、歪んだ思考から抜け出せなくなっています。今後の人生を左右するような決定は先送りにするべきです。

5．薬は指示どおりに

病院でもらった薬は、指示どおりに服薬してもらうようにします。症状が重い時期には、指示通りの時間に、決められた量の薬を、家族がその都《つ》度《ど》本人に手渡し、きちんと服用しているのを確認するのがいいでしょう。

抗うつ薬は、飲みはじめてすぐに効果があらわれるものではありません。継続して服用することで、徐々に症状が改善されてきます。薬によっては、飲みはじめに吐き気や食欲不振・眠気といった副作用があらわれることもあります。患者さんはすぐに効果があらわれないことや、副作用が心配になり、自分で勝手に服薬を中断してしまうことがしばしばあります。副作用などで指示どおりに服薬できなかったときは、家族も同伴し主治医に報告して指示を受けましょう。

また抗うつ薬を飲みはじめて、急に元気になったり、イライラがひどくなったりしたときも、すぐに主治医に伝えてください。

6．励ましと気晴らしは逆効果

従来型のうつでも新型のうつでも、急性期には「がんばれ」、「しっかりしろ」などの叱咤激励《しったげきれい》の言葉は禁物です。本人は、がんばらなくてはいけないことを重々わかっているのに、どうにもできない状態です。そんなときに周囲から叱咤激励されると、ますます「自分はダメな人間だ」、「みんなに迷惑をかけて申し訳ない」と自責感を強めさせてしまい、精神的に追い込まれる結果になってしまいます。

また、気分転換にと無理矢理旅行やカラオケに連れ出して元気づけようとすることも要注意です。「せっかく誘ってくれたのだから行かなくてはならない」という患者さんの「……すべき」思考が出てしまい、楽しむどころか元気のよい他人と自分を比較して、自信を喪失し、みじめな思いからうつ状態を強めてしまいます。まだ気晴らしを楽しめるだけの心の余裕がないということです。

③うつ回復期のサポート

一番つらい時期が過ぎて、症状が安定してくる時期です。とはいうものの、まだ日によって一進一退をくりかえしていますから、無理は禁物です。朝は太陽の光を浴び、近所へ散歩に出てみるなど、徐々に規則正しい生活リズムを取り戻すようにし、少しずつ活動範囲を広げていきます。本人が乗り気であれば、疲れが残らない程度の気晴らしもいいでしょう。

患者さんは調子が良くなると、「早く仕事がしたい」と焦る気持ちが出てきますが、ここで無理をすると症状が後戻り（再燃）してしまうことがあるので要注意です。疲れたら早めに休み、調子が良くなったからといって、勝手に服薬を中断してしまわないよう、周囲の人が注意してあげてください。服薬を中断して再発をくりかえすと、治療が困難になる例があります。

この時期の家族の役目は、本人が実行可能なことをサポートし、行きすぎに対してはブレーキをかけることです。回復のスピードには個人差が大きいものです。「待つ」という姿勢も大事です。元気そうに見えても精神的なもろさがありますので、患者さんの心を傷つけるような言動には注意が必要です。

また些細なことをきっかけに、患者さんの自殺傾向が強くなることもあります。過去に自殺未遂があったような場合は、とくに注意が必要です。眠れないことや不安や焦りの気持ちが続くような場合は、すみやかに主治医に相談する必要があります。うつ病に限らず精神疾患の回復期は病状が不安定で、自殺の危険性があることを、つねに念頭においておかなければなりません。

④うつリハビリ期のサポート

症状が安定し、いよいよ職場復帰に向けて光明が見えてくる時期というのは、患者さん本人も家族も期待が高まるものですが、ここでも焦りは禁物です。

復職時期が近づいてくると、急に不安が増して自信をなくしてしまい、さらには自暴自棄になって衝動的な行動に走ることもあります。本人の前向きな努力を支持することで、安心感を与え、休むことが必要なときはそのことを率直に伝え、無理をさせないように気を配りましょう。

⑤再発のサイン

うつ病の治療は大きく進歩しましたが、再発をきたす例は珍しくありません。ただし、再発自体を怖れるのではなく、本人はもちろん周囲の人も再発の徴候を早めにキャッチして、本人や主治医と相談する場を作ることが大切です。

再発は、その人が最初にうつを発症したときの症状が、再びあらわれやすいといわれています。一般的には、体調の変化で気づかれることが多いと思います。体がひどく疲れる、だるい、食欲がない、頭や背中や腰など体のあちこちが痛む、めまい、心臓がドキドキする、眠れないといった症状が続き、集中力や能率が低下することでミスが頻発し、仕事を負担と感じるようになります。生活習慣が乱れ、人によっては飲酒量が増えてくることもあります。朝起きるのがつらくなり、憂うつな気分や不安感に襲われたり、イライラしたり、感情が不安定になれば、再発のリスクが高まったと考え、本人にそのことを伝え、早めに主治医や職場の産業医に相談しましょう。

●家族会（家族教室）

うつ病の治療には休養と薬が大切ですが、そのうえで、家族のうつ病に対する正しい理解と、本人への適切な対応が、病気からの回復や再発を防止する大きな役割を果たします。「うつ病の症状に応じて、どのように接すればいいのか」、「仕事や学校や家事に支障はないのか」、「薬のことや心理療法について知りたい」、「再発を防ぐためにはどうすればいいのか」など、家族の方々の具体的な悩み事を一緒に考え、解決の糸口を見つけてもらう場が家族会です。

また、療養が長期にわたると、どうしても家族も疲れきってしまい、精神的に余裕がなくなってしまいます。患者さんに対して、不満やイライラをぶつけてしまうこともあるでしょう。うつが発症してから、これまでの家庭の問題が表面化することもあります。このような状態のとき、家族の負担が増え、ストレスから神経をすり減らし、家族が二次的なうつ状態に陥ってしまうこともあります。家族が共倒れにならないよう、患者さんをサポートする側のメンタルヘルスも大事です。

そのためには、家族だけで孤立しないことです。同じような悩みを持つ家族会のようなところを利用して、家庭で抱えているさまざまな悩みや不安を語り合い、お互いに適切な助言を受けるとよいでしょう。そこで話される内容については、プライバシーが守られます。

2 双極性障害（躁うつ病）の場合

●躁状態のときの家族の対応

患者さんが躁状態になると、テンションがあがり夜も眠らず、じっとしていられず、口数が多くなって怒りっぽくなったりします。ときには自分が一番偉くなったと感じ、なんでもできると思い込みます。次から次へと頭のなかにアイデアが浮かんでくるのですが、集中力に欠け、注意散漫になります。気が大きくなって、ギャンブルなどにのめり込み、多額の借金を作ったり、性的な問題行動や大量飲酒によって、他人と衝突することがあります。

躁状態が軽いうちは、患者さん本人にも「ちょっと変だな……」という自覚があるので、家族や職場の上司や、患者さんが信頼を寄せている人に説得してもらい、受診をすすめるのがいいでしょう。家族は感情的にならず、本人にとって刺激になるようなことはできるだけ避け、聞き役に徹してください。

病状が進んでしまうと、本人に自分が病気であるという認識がなくなってしまい、まったく手がつけられなくなります。周囲との軋轢《あつれき》が深まり、社会的信用を落とすような逸脱行動をくりかえす場合には、医師に相談して入院の方法を考えてもらいましょう。

躁状態への気づき

うつ状態の症状は、世間一般でもずいぶん知られるようになってきました。しかし、躁状態はまだ世間の認知度が高くありません。次のような行動が当てはまるようであれば、躁を疑ってみる必要があるかもしれません。

①普段に比べ、急によく喋るようになった
②寝ていないのに、まったく疲れを感じていない
③活動的なように見えるが、集中力が続かず注意がそれやすい
④些細なことでイライラしやすい
⑤気が大きくなって、ギャンブル・買物・借金など軽率な行動をとる

本人の問題行動が度を超すと、周囲や家族との摩擦《まさつ》も増えることになります。家族はつねにスト

レスを抱えることになり、疲れきってしまいます。また、そのような周囲の人の慢性的なストレスは、患者さんの症状に悪影響を与えます。

躁うつ病の治療は、長期間にわたることが多く、うつ病以上に病気への理解が必要です。患者さんにとって、どのようなことがきっかけで再発しやすいのか、ストレスをためないようにするにはどうすればよいか、再発予防のための服薬の必要性と副作用など、あらかじめ本人、家族、主治医の間でよく話し合っておくことが大切です。

なお躁うつ病は、躁状態がはっきりしている双極性Ⅰ型障害と躁状態が軽い双極性Ⅱ型障害に分類されますが（第1章図1）、Ⅱ型の方がうつ状態における自殺率が高いといわれていて、注意が必要です。

躁うつ病の治療薬・炭酸リチウムについて

躁うつ病の治療において、気分を安定させる目的で用いられる炭酸リチウム（リーマス、リチオマールなど）があります。第2章で述べているように、この薬は効果が出る量と、副作用が発生する量の差があまりはなれていないので、医師による管理が重要になってくる薬です。手が震えたり、口が渇いたり、眠気、ふらつき、吐き気、下痢などの副作用があらわれることがあります。医師は患者さんにもっとも有効な服薬量を知り、副作用を防ぐために定期的に採血をし、血中濃度をチェックする必要があります。

躁状態の患者さんに対する接し方

躁状態は、患者さん本人は絶好調と感じていますから、しばしば病識に欠けます。残念ながら躁うつ病は再発しやすく、まるでスイッチがはいったかのように一夜にしてテンションが高くなることがあります。周囲の人は次の点に注意してください。

①日頃から、本人および家族が、病気に対する理解を深めておく
②服薬を怠らないようにする
③睡眠・覚醒リズムを整える
④再発のきっかけになりやすいストレスをあらかじめ知っておき、対処法を考えておく
⑤どのような症状（初期徴候）があらわれたらすぐに受診すべきかを、本人を交えて家族で話し合っておく
⑥躁状態が進行してきたらすぐに受診につなげる
⑦あくまで聞き役に回り、説教や批判は避ける
⑧感情的にならず、刺激しない
⑨本人の話にふりまわされないよう、冷静な態度を貫く
⑩本人が現在こだわっている問題から、遠い過去の話などに話題をそらすようにし、落ち着かせる
⑪人生の重大な決定をさせない
⑫家族よりも本人が信頼をおいている第三者から受診をすすめてもらったほうが、スムーズにいく場合もある

躁状態は、放っておくとどんどん悪化してしまいがちです。興奮状態から暴力行為に至れば、安全確保のために、家族はその場から避難することが必要です。また、散財・失職・アルコール・ギャンブル・性的迷惑行為など社会的問題行動に発展してしまった場合、家族が医師に相談し、入院治療が必要となります。

3 信頼関係に基づく医療

●治療の共同作業

病気の診断や治療について、「医師が方針を決め、患者はそれに従う」という構図が長らく続いてきました。たしかに医師は専門家であり、リーダーシップを取るべき立場にありますが、一方で医療者依存を招き、お仕着せ医療になりかねません。正確な情報を患者さんに提供し、科学的根拠に基づいた治療を行うことが求められています。これにより、患者参加型の医療、つまり患者さんの意思決定を尊重する医療へと変わってきているといえるでしょう。

治療は一方的に医療者まかせにするのではなく、患者さん本人、家族、医療スタッフとの共同作業と考え、取り組んでいきましょう。

●医師との関係を大事にする

自分にあった主治医を見つけることは、たしかに大変なことです。ドクターショッピングといって、1～2回医療機関を受診しただけで、次から次へと医者を変えてしまう患者さんがいます。「先生が話を聞いてくれない」、「病気や薬について説明してくれない」など、医者への不信感もあるのでしょうが、「一刻も早く治りたい」という気持ちが強すぎて、焦ってしまっているのでしょう。

しかし医者をしょっちゅう変えることは、患者さんにとってあまり得策ではありません。医療者は患者さんの症状の経過を一貫して追えず、薬の効果や副作用についてもわかりません。どんな治療にも魔法はありません。専門の医師には全幅の信頼を置いて、ついていくべきです。

一方で、セカンドオピニオンをほかの専門医に求めることも、ときには必要なことです。自分が受けている現在の治療が適切かどうかという確認もありますが、別のドクターが別の視点から病状を診ることで、新たなアドバイスを受けられることがあります。

メンタルヘルスの場合は、内科や外科で扱うような客観的な指標が少ないので、医師によって見立ての幅があることも事実です。ただし、スタンダードな診療の流れというものはありますから、原則に基づいた治療を続けて受けることは大切です。

●服薬アドヒアランス

服薬アドヒアランスとは、患者さんが治療の意義や必要性を理解したうえで、服薬を守ることです。これは「患者は医師の指示に一方的に従う」という考え方とは異なります。

医師からの十分な説明が必要なことはいうまでもありませんが、患者さんも疑問点があれば、積極的に医師や薬剤師に質問することが必要です。そうすることでお互いの意思疎通が図られ、良好な治療関係を結べるきっかけとなるでしょう。

世界保健機関（ＷＨＯ）はアドヒアランスの管理が重要な慢性疾患として、うつ病を含めています。良好なアドヒアランスは治療上の安全性を増し、治療効果を高めます。同じ薬を服用するにしても、本人が十分納得して飲むかどうかで、治療効果は全然違ってくるものです。

4 職場におけるメンタルヘルス

●周囲の人の配慮

この章の冒頭に、厚生労働省の「周囲から見たうつ病を疑うサイン」（表17）をあげました。上司や同僚が、これらの項目に気づいた場合には、まず相手の気持ちに十分な配慮をしたうえで、受診をすすめることが大切です。頭ごなしに「お前、最近変だから病院で診てもらえ！」などというと、相手はプライドを傷つけられ「精神病扱いするのか！」と拒否してしまい、受診のチャンスを逃してしまうことになります。

相手の話をよく聞き、相手に共感する態度をもって、体調の悪さやその原因となる職場でのトラブルなどがあれば、具体的に話してもらいます。「眠れない」、「疲れやすい」といった症状に対しては、まずは内科や心療内科への受診をすすめるのもいいでしょう。

プライバシーには十分配慮しつつ、本人の了解を得たうえで治療に導入することが原則です。会社の産業医に上司が相談するときなども、この原則が当てはまります。本人抜きでことを進めてしまうと、あとあとトラブルのもとになることがあります。

●うつに至るよくあるパターンとして

気分障害に限らず、職場におけるメンタルヘルス不調者は、初期段階では共通した症状がみられることが多いものです。

まず身体症状として、頭痛、腹痛、胸痛、めまい、吐き気、食欲低下、下痢、便秘、不眠、発熱、動悸、高血圧、胃十二指腸潰瘍、不整脈、喘息《ぜんそく》、蕁麻疹《じんましん》、円形脱毛症、月経困難症などがあらわれます。次に行動面のサインとして、遅刻、早退、欠勤の増加、集中力の低下、ミスや事故の増加、協調性の低下、孤立、生活時間の乱れ、アルコール、ギャンブル、サラ金、家出、暴力などがあげられます。

そして精神面においては、情緒不安定、感情の起伏が激しくなる、不機嫌、陰気、無気力、うつ病発症という段階的なステップを踏みます。

●病気の予防

心の病に限らず、病気にかからないこと自体が、もっとも優先されるべき事柄です。日頃の食生活を見直したり、禁煙や適度な運動を心がけることは、生活習慣病の予防につながりますし、予防注射を受けてインフルエンザなどの感染症にかかりにくくすること、職場の事故防止のために安全な職場環境を整備することなど、未然に病気やけがを防ぐことを一次予防といいます。

不幸にして病気にかかってしまった場合は、なるべく早めに病気を発見し、治療を開始し、重症化させないことが重要です。がん検診や人間ドックを受けることを、二次予防（早期発見・早期治療）といいます。そして、専門的治療を含めた保健指導やリハビリテーションなどによって、機能回復を図り、生活の質を高め、社会復帰に向けて準備を整え、再発を防止するというステップを三次予防とよびます。

これらを心の病に当てはめ、仕事や職場におきかえて考えると、次のようになります。

①一次予防

・労働時間の管理：残業が長時間におよんでいないか

・労働環境の再検討：仕事が円滑に行われているかどうか

・セルフケア：研修会などを通じてストレスとの上手な付き合い方を学ぶ

②二次予防

・勤怠状況：遅刻（とくに月曜日）、早退、突発的な欠勤、有休休暇の取得増加など
・業務遂行能力：仕事の効率が落ちたり、ミスや事故が目立つようになる
・心身面の不調：急に怒りっぽくなる、口をきかなくなる、表情が暗い、人を避けるようになる、二日酔い、頭痛・腹痛などの執拗な訴えなど、ふだんと様子が違う

このようなことがあれば上司（管理監督者）は産業医にアドバイスを求めるのがよいでしょう。

現在は、職場における相談窓口の整備や研修会の開催、産業医による面接指導など、職場におけるメンタルヘルス対策は二次予防である早期発見・早期治療が中心であるといえます。

体制づくりはできていても、実際の現場がぎすぎすしていてはコミュニケーションを図ることはできません。そのためには日頃から風通しのよい職場の環境づくりが必要です。

注）①、②はラインによるケアといわれるもので、上司が部下の心の健康管理対策をするということです。上司は部下と毎日顔を合わせているわけですから、部下のちょっとした変化にも気づくチャンスが多いといえます。

このラインによるケアを含めた、労働者自らが気づくセルフケア、産業保健スタッフ（職場の心理相談員、カウンセラー、人事労務管理担当者、産業医など）によるケアのほかに、ＥＡＰ（Employee Assistance Program：従業員支援プログラム）、精神科医による研修会など事業場外資源によるケアがあり、これらのメンタルヘルスケアが効果的に継続されることが推奨されています。

これは労働安全衛生法に基づいて、厚生労働省が「労働者の心の健康の保持増進のための指針」（平成18年3月31日）として定めたものです。

③三次予防

職場復帰後の再発の多くは、うつ病治療期間中

に十分な復職準備が整っていなかったことに起因します。すなわち、うつの症状自体は休養と薬物療法を中心にして改善したものの、もとの職場に戻って業務をこなせるほどには回復していなかった、つまり時期尚早であったということです。

そのためには職場復帰への体系的プログラムとして、リワークプログラムがもっとも適しているといえるでしょう。リワークプログラムおよび復職後のフォローアップ・プログラム、産業医との連携による再発（再休職）予防などがこれに該当します。

職場復帰にあたり職場に望むこと

うつ病で休職していた人が、回復して職場復帰するとき、かならずしも完全にうつ病が治ったということとイコールではありません。長期休職者は、復職にあたって多くの不安を抱えています。本人に不利な扱いや不用意な接し方は、いきなりダメージを与えます。

思いやりのある気持ちで見守ることは大切ですが、特別扱いすることなく、自然な接し方を心がけましょう。うつは大波小波をくりかえしながら徐々に回復していくものですから、「昨日できたことが、今日はできない」ということもあります。それは怠けているわけではありません。復職前には本人（必要ならば身近な人）を含め、主治医や会社の上司や産業保健スタッフと十分な相談をし、スムーズに復職に滑り出せるよう有機的な連携をとっておくべきことはすでに触れました。

職場における二次うつ

職場でうつによる休職者が出ると、その人の分の仕事を別の人が背負わなくてはならず、物理的・心理的負担から、休職者の代わりを引き受けた人が二次的にうつ病に陥ってしまうということがあります。休職者が多いと、ますますそのリスクは高まり、職場の雰囲気も悪い方向へ流されがちです。職場のリスクマネジメントが一層求められるゆえんです。

新型うつ病に対する対応

いわゆる新型うつについては、第6章ですでに述べましたが、新型うつ病の患者さんたちは、周囲の人の言葉に敏感に反応します。そして被害的に受け取りやすく「(自分は悪くなく)周囲が悪い」と攻撃的になります。

うつの急性期においては、従来型うつと同様に本人の話に耳を傾け理解に努め、無理をしないよう保護的に関わるのはいいと思います。しかしその対応をいつまでも続けていると、新型うつ病の患者さんは安住してしまい、先へ踏み出せなくなってしまうことがあります。これは現実逃避傾向が強いからです。

急性期を過ぎたら、自立を促すために本人と適度な心理的距離をとりながら、本人ができることは本人にしてもらい、達成できればそれに対して評価する（ほめる、育てる）という対処方法が、比較的効果があるように思います。小さな成功体験の積み重ねが自信へと繋がります。

逆に、一方的で命令調な物言いや、マイナス面を指摘するようなやり方は、強い拒否反応を生むばかりか、事態をますます悪化させるので要注意です。遅刻や欠勤、その他問題行動がくりかえされるようであれば、就業規則などに照らして、客観的に会社側の対応内容を伝えることです。言行不一致にならないよう、組織としての一貫した対応が必要です。

5 気づかれにくいうつ、弱者のうつ

●IT技術者のうつ

労働時間が不規則で、つねに納期に追われ、顧客とのトラブル処理などにさらされています。IT系の技術革新は日進月歩であり、それについていくだけの能力がなければ、仕事を回してもらえないといった過酷な状況があります。

テクノストレスといわれるように、長時間もくもくと1人でパソコン画面に向かう、ほかの人とのコミュニケーションが不足する、眼精疲労・肩こり・慢性的な運動不足といった身体的不調も、うつ発症の下地になっています。

IT化はグローバルに時間的・空間的障壁を飛び越え、世界全体の動向に日夜左右されるストレスを従事者にもたらします。今日の勝者が明日の勝者とは限りません。そのような不安定な状況もうつ発症の要因になりえます。

●教職員のうつ

2008年度、病気のため休職した全国の公立学校の教職員は8578人と、前年度より509人増え、過去最多を更新したことが、文部科学省の調査でわかりました。このうち、うつ病や適応障害といった精神疾患による休職者は5400人で、前年度比405人増と、こちらも過去最多を更新し、病気休職全体の63％を占めました。

精神疾患による休職は、10年前に比べると3・15倍に増えています。各教育委員会の聞き取り調査では「生徒指導の問題や教育内容の変化についていけない」、「教員同士のコミュニケーションが少なく、相談相手がいない」といった訴えが目立ったといいます（朝日新聞２００９年12月26日）。

子どもから若者のうつ

子どものうつ病は、これまで考えられていたよりも、はるかに多く存在することが明らかになってきました。不登校・ひきこもりといわれる子どもたちのなかに、かなりの数のうつ病が潜んでいると思われます。子どものうつ病の特徴は、抑うつ気分よりもイライラ感や怒りっぽさが前面に出て問題行動に発展すること、頭痛・腹痛・倦怠感などの身体症状を訴えることが多いことです。

子どものうつの一因として学校での陰湿ないじめがあげられます。過去にいじめを受けた体験によって、他者との信頼関係がうまく築けず、その後長期にわたりメンタル不全をもち続ける若者が大勢います。

大学中退者の６割がフリーターやニートとなるのは、不況による度重なる就職失敗という理由のほかに、社会参加自体が困難なメンタル不全を抱えているということも考えられます。

高齢者のうつ病の特徴

①高齢者のうつ病の現状

初老期から老年期にかけては、うつ病になりやすい要因が増えてくる時期で、この時期に初めてうつ病になる人も少なくありません。

統計によれば65歳以上の高齢者の約５％がうつ病にかかっているといわれています。今後、高齢化が進むことにより、高齢者のうつ病もますます増えていくものと予想されます。高齢者におけるうつ病発症の引き金として考えられるのが、まず、様々な身体疾患にかかりやすく、それが慢性化しやすいということです。とくに高血圧や糖尿病、心臓病、脳卒中、そのほかの慢性疾患を持つ人たちの数が増えるため、これらの身体疾患に合併してうつ病にかかりやすくなります。

また、この時期には喪失体験が次々におこるということも、うつ病の誘因としてあげられます。子どもの独立、配偶者との離別や近親者の死亡、仕事や社会的な地位から退くなど、自分にとって価値のあるものを失う体験や、病気によって従来の身体機能が失われること（歩行障害や手足の不自由さ・痛みなど）も含まれます。このような喪失体験や孤立感がきっかけとなり、うつ病にかかりやすくなります。

②高齢者のうつ病の特徴

高齢者のうつ病の特徴は、主観的に著しい憂うつ気分を訴えることが少なく、抑うつ症状よりも生きがいや興味の消失、漠然とした不安感が症状としてあらわれる場合が多いことです。不安・緊張・焦燥感、そわそわと片時もじっとしていられない、イライラ感、訴えや要求が執拗で興奮状態になってしまう、といったタイプのうつ病もみられます。

一方で、精神症状が目立たずに、頭痛、腰痛、肩こり、全身倦怠感、食欲不振、めまい、不眠などの身体症状ばかりが目立つ、いわゆる仮面うつ病に相当するものも多く、身体疾患と間違われてしまうことも少なくありません。ときに、「みんなが自分の悪口をいっている」というような被害妄想や「自分はがんに違いない」というような、実際には存在しない病気を恐れる、心気妄想などを伴うこともあります。

高齢者のうつ病で注意すべき点は、認知症との区別、あるいは認知症とうつ病の合併です。「1日中、なにもせずにボーッとしている」、「動作や反応が鈍くなった」、「説明しても理解が悪く、話が噛み合わない」など、家族に認知症を疑われて、病院やクリニックに連れてこられることがあります。しかし、いろいろな検査や診察をしてみますと、認知症はあったとしても軽度であり、むしろうつ病による症状が主であると考えられる場合があります。実際、抗うつ薬で治療しますと、活気を取り戻し、笑顔がみられ、動作・反応が速やかになったりします（仮性認知症*）。

しかし、うつ病が存在していても、認知症もかなりの程度進行している場合も少なくありません。うつ病が原因で、活動性が落ちてひきこもりがちになったり、不眠のために生活のリズムが狂ってしまったり、あるいは、食欲不振のために栄養状態が悪くなるといったことは、認知症の誘因となり、すでにある認知症をさらに悪化させることになります。つまり、認知症に先だってうつ状態があらわれることもあれば、認知症のひとつの症状としてうつ状態を呈することもあるので、専門家の診察を受ける必要があります。

高齢者のうつ病の場合、もっとも危険なのが、死んでしまいたいという気持ち（希死念慮《きしねんりょ》）を持つ患者さんです。わが国の高齢者のうつ病患者さんの自殺率は高いといえますが、現実的にはその多くは専門的治療を受けられず、見過ごされたままの状態にあると考えられます。高齢者の自殺の特徴としては、自殺の意図が確固としたものであること、サインが明確でない場合が多いこと、体力が衰えていることもあり、既遂率が高いことがあげられます。

注）仮性認知症

高齢者のうつ病の症状として集中力・記憶力・計算力・意欲などの低下や、見当識障害などが目立つ場合、あたかも認知症になったかのような印象を受けることがあります。うつ病性仮性認知症のテストでは、質問に対して間違った返答をするというよりも「わかりません」と努力せずに答えたり、自らボケ症状を訴えるなどの点が、一般の認知症との違いとしてあげられます。

またうつ病性仮性認知症の症状は、1日のうちで症状の変動があることもあります。計算力や見当識の障害は、治療によってうつ病が改善すれば回復します。

このように実際の知能低下がないにもかかわらず、あたかも認知症であるかのような症状を示す状態を、仮性認知症と呼ぶことがあります。

6 自殺を防ぐために、周囲の人ができること

●自殺のサイン

警察庁が発表した2009年の統計結果を含めると、年間自殺者数は1998年以降連続で3万人を超えています（09年、世界第6位）。問題はこの3万人にとどまらず、関係する多くの人々にも深刻な打撃を与えていることです。自殺の原因としてもっとも多いのはうつ病で、30代の自殺者が漸増《ぜんぞう》しているのが最近の特徴です。

次のような言動は自殺の危険因子と考え、周囲にいる人は見逃さないように注意してほしいものです。

①なだめても、そわそわして落ち着かない

不安焦燥感が強く、夜も眠れず動き回っているような状態です。ゆっくり話をすることもできません。「自分の病気はもう治らない」、「取り返しのつかない罪を犯してしまった」、「すべてを失ってしまった」などと強い確信を抱いていることがあります。

②突然の様子の変化

ひどく落ち込んでいたりイライラしていた人が、急に回復したように見えるときも危険です。覚悟を決めてしまい、今までの苦しみから逃《のが》れ、ようやく肩の荷を降ろせたように、本人が感じているのかもしれません。

これまで家族のことをあまり構わなかった人が、急にやさしく気にかけるようになったり、身辺整理をしている様子があるときも気をつけまし

ょう。

③喪失体験・サポート体制の欠如

自分にとって大切な価値あるものを失う体験をした場合（近親者の死亡、病気やけがによって身体的機能を失うなど）や、そのことに対して周囲の援助が得られ難く孤立した状態にあると、自殺のリスクを高めます。孤立とは、単に独居などの物理的なことだけでなく、家族が同居していても「自分の居場所がない」と疎外感を感じている場合もあります。

④アルコール依存症がある

大量の飲酒は抑うつ気分を強め、生きることに対して投げやりとなり、衝動性を高め、一線を越えてしまう危険性をはらんでいます。アルコール依存症には、専門的治療が必要です。

⑤死にたいと口にする

「生きていても仕方がない」、「もう死にたい」などと自殺をほのめかす言葉を、決して軽く見てはいけません。自殺者の半数近くが、自死の前に「死にたい」と口にしています。

もし「死にたい」と打ち明けられた場合も、慌てずにじっくり話を聞く時間をもつことです。ほかでもないあなたに打ち明けたということは、特別な意味をもっているからです。それは「助かりたい」、「生きたい」というメッセージでもあるのです。逃げたりごまかしたりすることなく、本人の気持ちをしっかり受け止めて、専門家を受診させましょう。自殺願望が強いときには、ほかの人に協力してもらい、決して患者さんを1人にしないように注意しましょう。

⑥その他

自殺は、意欲が極端に低下している最悪の状態のときよりも、治りかけの少し回復したときに起こりやすいといわれます。この時期は、現実が見えてきて、意欲が回復し、行動化しやすい時期であり、周囲もほっとして気を許しているので注意が必要です。

また、うつ状態が軽いから自殺はしないだろうという考え方も間違いです。うつ病では、重症度にかかわらず、つねに自殺の危険性を念頭においておかなければなりません。とくにこれまで自殺未遂歴がある場合は、リストカットのようなものでも甘くみないことです。

単極性うつ病の罹患率は、女性が男性の約2倍ですが、自殺既遂率は圧倒的に男性が多く、高齢者の既遂率も高いです。自殺の家族歴や虐待などの生育歴があったり、自分の健康や事故防止に関心を払わないという傾向もみられます（自己破壊傾向）。

躁うつ病における自殺

双極性Ⅱ型はⅠ型と比べ、躁状態が軽度なので病気自体も軽く思われがちですが、うつ状態の深刻度は決して軽くありません。しかも単極性うつ病として誤った治療を受けると、うつ状態が頻繁にあらわれたり、躁とうつの混合状態になったりして病状が不安定となり、自殺のリスクが高まります。

また躁からうつにスイッチすると、躁状態のときの誇大的な考えや万能感から、高額な買い物をしたり、ギャンブルに走ったり、返済不可能なローンを組んだり、多重債務を負ったり、対人トラブルを起こしたりといった、さまざまな軽率な行動に対して、自ら愕然として罪悪感から自殺に向かうことがあります。また、家族から咎《とが》められ、追いつめられた結果、自殺が起こることもあります。

自殺者数が毎年3万人を超え「自殺大国」といわれる日本。高い自殺者数の背景には、社会の大きな流動化もあるでしょう。しかし自殺に至る道程には、潜在的な準備状態が長期間にわたり存在しており（図９）、最終的には一見些細な出来事のように思われることが、患者さんの背中を押すことが多いものです。そこには「残された解決方法は自殺しかない」という、患者さんの心理的視《し》野《や》狭窄《きょうさく》ともいえる、非常にかたよった思考パターンがあります。

　このような究極の段階に至るまでに、引き返す方策は必ずあります。そのキーワードは「絆《きずな》」ではないでしょうか。「自殺大国ニッポン」は「うつの時代」の象徴でもあるのです。正しい知識をもって、いざというときには積極的に治療共同体に参加しましょう。うつは治る病気なのですから。

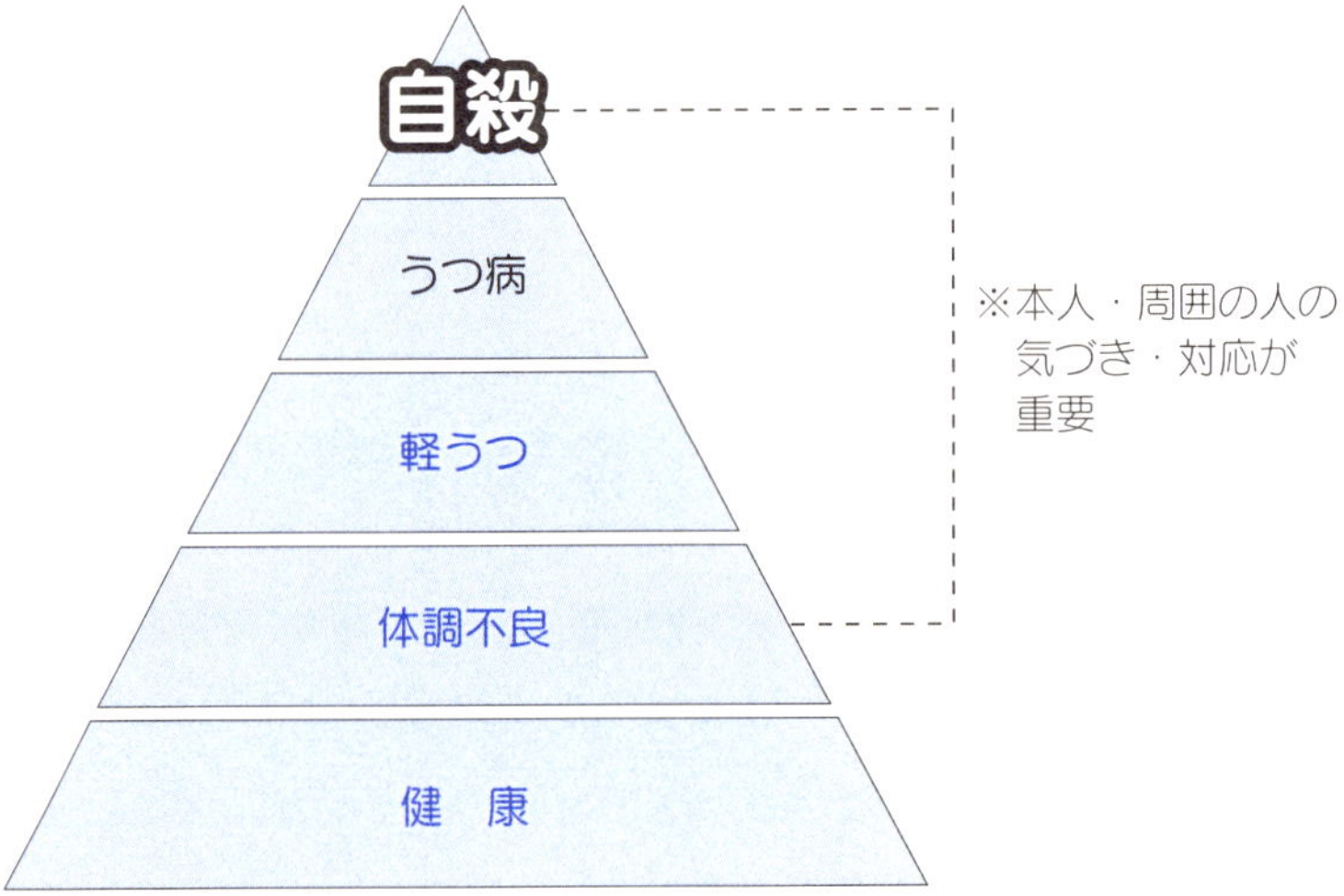

図９．自殺にいたる段階

おわりに

本書は、いわば私の人生における罪ほろぼしの書です。生きていること自体が体に悪い世のなかですが、それでも生きていることが一番大切なことです。

本書が私と同じような躁やうつの症状で苦しんでおられる患者さんや、周囲の方々の支えになれば幸いです。

私は20年程前に国立大学医学部を卒業しましたが、当時の国立大学医学部の学費は、現在の3分の1くらいだったように思います。ようするに、国が多額の経費をかけて、医者を育成してくれたわけです。私はその恩恵を受けたうちの1人として、国や社会になんらかの恩返しをしなければいけないと思っていたのですが、未だにまっとうなことをした覚えがありません。本気で「世のため、人のため」になるようなことをしてこなかったように思うのです。

ある有名な作家が「病気をしたことがない医者にはかかるな」というようなことをいっていました。最近、私も自身が病気（双極性Ⅱ型）であることを自覚してから、ほかの患者さんが大変身近な人々であるように感じられるようになりました。それは裏を返せば、以前の私は、どこか患者さんを〝他人事〟として診ていたということなのでしょう。病気が発覚した今では、少なくとも患者さんの苦しみを自分のことのように、いや、せめて自分の友人や家族のことのように親身になって聞けるようになりたいと思っています。

多くの患者さんが、うつ状態になって最初に受診するのは内科や婦人科などです。最初から精神科を受診する人は一割以下だといわれています。このような状況下で、抗うつ薬による薬物治療が、うつ病治療の中心的役割を担っていることは疑いの余地がありません。しかし、この本でも説明したように、うつを訴える患者さんに対して、正しい診断のもとに、正しい薬を、正しい量で使わないと、患者さんは救われません。

かくれ躁うつ病の、不機嫌で苦しい躁状態をさらに悪化させて自殺に追い込んだり、薬物中毒やリストカットの常習者を作り出してしまうのは、我々医師にも責任の一端があると思います。そのことをよく自覚したうえで、我々医師も患者さんに慎重に対応し、日々勉強を続けていかなければならないと思います。

また、すべてのうつ状態の人に、すぐに「薬と静養が必要です」とワンパターンな対応をとるのも、患者さんにとって必ずしも良い結果に結びつかないように思います。とくに最近の若い人を診察していて思うのですが、自己愛型人格構造からくる「打たれ弱いうつ」が多く、実際「君は病気ではないよ」と少し突き放すようにいうと、かえって安心する人も多いのです。打たれ弱さからくるうつなら、薬と静養よりもエネルギーの塊のようなアントニオ猪木さんに「闘魂《とうこん》ビンタ」のような活《かつ》を入れてもらったほうが、元気をもらえていいのかもしれません。

私は、最近のうつを訴える人には「スルーできない鬱屈した思い」というものがあると思います。柔軟な思考、気楽さ、どうにかなるさ、というような心の余裕を持つことができるようになれば、これほどまでにうつは蔓延しなかったのではないでしょうか。

ですから、心に溜め込んでしまった鬱屈した思いが耳から飛び抜けるような強烈なビンタをもらったり、あるいは、体内から大量の汗とともに毒素のような悩みを搾り出したりすれば、薬を使わなくても、ある程度は鬱屈する思いを吹き飛ばせる場合があるように感じます。

　人間の原点にかえれば、およそ一万年くらい前に人類の脳は完成しました。そこにうつや不安という感情が生まれたからこそ、毒キノコを食べずにすんだり、気分が沈んで、狩りにでかけなかったおかげで、獣に襲われずにすんだ、というような状況があったのではないかと思います。つまり、不安やうつは、生命の危機を守るために生まれた感情だと思うのです。

　しかし現代ではその不安やうつという感情が、人間が生活していく環境上、本来なら必要なくなっているはずなのです。それなのに不安やうつは大量に発現して、人々を困らせています。このように考えますと、森を散歩したり動物と触れ合うことで自然に帰り、自然から元気をもらうことがうつの一番の治療ではないでしょうか。

　最後に、症例に出てくる患者さんは、それぞれの著者が臨床現場での経験をもとに創作したものです。本書を書き上げるにあたり、うつ病や躁うつ病が生まれた社会背景、リワークプログラムなどの項でご執筆を担当いただいた榎本稔先生、深間内文彦先生に感謝いたします。ご協力いただき誠に有難うございました。また、法研の横田昌弘さん、髙野緑さんには多大なご尽力を賜りました。このお二人のご指導ご鞭撻がなければ本書は存在しなかったと思います。この場をお借りして心から感謝します。

平成22年6月　岩橋　和彦

<著者略歴・執筆分担>

岩橋　和彦（いわはし　かずひこ）……第１章、第２章、第３章、第４章

麻布大学 生命環境科学部教授・健康管理センター長

香川医科大学(現香川大学医学部)、同大学院卒。医学博士。折野病院精神科医長、香川医科大学精神科講師を経て、現在に至る。東京女子医科大学精神医学非常勤講師、東京都精神医学総合研究所客員研究員。日本臨床精神神経薬理認定医、精神保健指定医、産業医。専門は精神神経薬理、遺伝学、アニマルセラピーなど。著書に『統合失調症がわかる本』（分担執筆、法研)、『精神科医療サービスを上手に受ける方法』（法研）など。

榎本　稔（えのもと　みのる）……第５章

医療法人社団榎会 榎本クリニック理事長、拓殖大学客員教授

東京医科歯科大学医学部卒。医学博士。成増厚生病院副院長、山梨大学保健管理センター助教授、東京工業大学保健管理センター教授などを経て、1997 年医療法人社団榎会榎本クリニック設立。日本精神神経学会理事、日本精神衛生学会理事、日本外来精神医療学会理事長、日本「性とこころ」関連問題学会理事長など歴任。著書に『依存症がよくわかる本』（主婦の友社)、『榎本稔著作集Ⅰ～Ⅲ』（日本評論社）など。

深間内　文彦（ふかまうち　ふみひこ）……第６章、第７章、第８章

医療法人社団榎会 榎本クリニック院長

東京医科歯科大学大学院医学研究科修了。医学博士。同大学難治疾患研究所准教授、国立大学法人筑波技術大学教授・保健管理センター長などを経て、2008 年 4 月より榎本クリニック院長。日本精神神経学会認定精神科専門医・指導医、精神保健指定医、認定産業医。日本外来精神医療学会常任理事(副理事長)。学術論文多数。著書に『自殺予防啓発のためのバリアフリー図書』（桜雲会出版部)、『精神保健の理論と実際』（保育出版社）など。

かくれ躁《そう》うつ病が増えている

平成22年 7月16日　第1刷発行
平成23年 2月28日　第3刷発行

著　　者　岩橋和彦　榎本稔　深間内文彦
発 行 者　東島俊一
発 行 所　株式会社 法研
東京都中央区銀座1-10-1（〒104-8104）
販売 03(3562)7675/編集 03(3562)7674
http://www.sociohealth.co.jp
印刷・製本　三美印刷株式会社

SOCIO HEALTH
小社は㈱法研を核に「SOCIO HEALTH GROUP」を構成し、相互のネットワークにより、〝社会保障及び健康に関する情報の社会的価値創造〟を事業領域としています。その一環としての小社の出版事業にご注目ください。

ISBN978-4-87954-800-9 C0077　定価はカバーに表示してあります。

乱丁本・落丁本は小社出版事業課あてにお送りください。

送料小社負担にてお取り替えいたします。